中医师承学堂
一所没有围墙的大学
中医临床家书系

毛进军经方医学全书

经方秘要

——经方内外治实战思维与方法

主　编　毛进军

副主编　聂文强　刘天骥

编　委　郑书伟　刘　宁　刘选民

全国百佳图书出版单位

中国中医药出版社

·北京·

图书在版编目（CIP）数据

经方秘要：经方内外治实战思维与方法 / 毛进军

主编 .—北京：中国中医药出版社，2022.8

（中医师承学堂）

ISBN 978-7-5132-7643-6

Ⅰ . ①经… Ⅱ . ①毛… Ⅲ . ①经方－研究 Ⅳ .

① R289.2

中国版本图书馆 CIP 数据核字（2022）第 092389 号

中国中医药出版社出版

北京经济技术开发区科创十三街 31 号院二区 8 号楼

邮政编码　100176

传真　010-64405721

三河市同力彩印有限公司印刷

各地新华书店经销

开本 710×1000　1/16　印张 16　字数 240 千字

2022 年 8 月第 1 版　2022 年 8 月第 1 次印刷

书号　ISBN 978 - 7 - 5132 - 7643 - 6

定价　68.00 元

网址　www.cptcm.com

服 务 热 线　010-64405510

购 书 热 线　010-89535836

维 权 打 假　010-64405753

微信服务号　zgzyycbs

微商城网址　https://kdt.im/LIdUGr

官 方 微 博　http://e.weibo.com/cptcm

天猫旗舰店网址　https://zgzyycbs.tmall.com

如有印装质量问题请与本社出版部联系（010-64405510）

父亲的话

人的一生都要学习，特别是你们当医生的，更要不断读书学习，要经常琢磨一些有用的东西，想出多种办法给人家治好病。当然了，学习和创新是有困难的，但你要记住，困难是弹簧，你弱它就强，你强它就弱，你要想学有所得，就必须保持自强，才能克服惰性，战胜困难，掌握真本事。

——题记

作者简介

毛进军，男，教授，主任中医师，国内实力派经方临床家。就职于河南省驻马店市第四人民医院中西医结合科，河南中医药大学附属第六临床医学院兼职教授，驻马店市中医院名医工作室特聘临床专家，北京、河南、南阳联合主办的仲景书院国医导师，河南省驻马店市仲景医学学会会长，世界中医药学会联合会古代经典名方临床研究专业委员会副会长，中国中医药研究促进会乡村中医专业委员会副主任委员。全国医药院校经典中医教材《经方医学讲义》编委。

出版经方专著：《思考经方》《经方辨治法度》《经方启示录》《经方心得》《经方活用心法》等系列经方医学全书。对仲景《伤寒论》六经病脉证治有独到的辨治思维体系和丰富的临床经验，善用经方辨治外感、内伤杂病及疑难重症，屡起沉疴痼疾。多次应邀去国内外讲学，深受好评。

毛进军长期致力于伤寒论经方医学的研究和探索，在经方临证中有独到的辨治思维体系和丰富的临床经验。本书分为两篇，共九章。上篇为"毛进军经方医学思考和辨治篇"，共四章，主要阐释了毛进军在长期研读、思考和临证应用《伤寒论》《金匮要略》经方医学而形成的基本思想体系及经方辨治的部分医案，其中不仅有全新的辨治观点和方法，还有独特的辨治思路。下篇为"经方医学团队的思考和辨治篇"，共五章，为毛进军经方医学学术团队的部分骨干成员对仲景经方医学的学习、思考和临证经验与体会，其中不仅有经方内治、外治的应用思路、经验与方法，还有针灸、手法治疗等中医适宜技术的方法和技巧，多科并举，可启迪医者临证思路，拓宽经方和传统中医技术的临证应用范围。

全书勤求古训，博采众方（长），旁征博引，深入浅出，脉证病机与汤方应用思辨明晰，传统医术与施行方法介绍详细，可操作性强，可重复性强，具有新颖性、独到性和临床实用性。对中医从业者特别是喜爱经方医学的中医医生和爱好者在学习、临床、教学都有启发意义和指导意义。

冯 序

拜读毛进军诸多著作，收益颇多，最值得关注者有二。

一是博采众长：毛进军生于仲景之乡，自幼严守家训，勤奋学习，一日不辍。读经典做临床，反复研读《伤寒论》《金匮要略》，又博览《内》《难》及后世医家著作，汲取近代医家所论，更结合临床体验，不断学习，不断思考，勤于笔耕，功夫不负有心人，终致学术有成。

二是守正经方：医家典籍向推仲景书，近来出现经方热，老百姓盛传"有病找经方"，但不明什么是经方，这是为什么呢？李心机教授回答了这一问题："尽管业内的人士都在说着《伤寒论》，但是未必都认真地读过和读懂《伤寒论》，这是因为《伤寒论》研究史上的误读传统！"毛进军伊始即以仲景为师，潜心研读仲景道术，不断探索，不断总结经验体会，渐渐有所悟，排除误读传统，越来越守正经方医学，守正经方理论。其论著验证经典，结合临床，疗效彰显，患者、读者自有评赞。

我们看到了毛进军还在努力着，以学术自信和民族自信在进一步传承和弘扬经方，望更上一层楼。

冯世纶

2021 年 12 月 22 日

刘　序

　　毛进军老师及其学术团队撰写的《经方秘要——经方内外治实战思维与方法》已经完稿。

　　细阅书稿，感慨万千！经方的应用谨遵法度，而又法活机圆；中医传统疗法悉心发掘，而又力求创新。本书作者高屋建瓴，开拓进取，探索经方"六经九证二元辨治法"等应用理念，探索内病外治、外病内治的独特治疗方法，历经一载，用知识、经验和汗水实现了夙愿。不求字字发奇香，但愿千虑有一得。

　　经方是中医学辨证论治的重要组成部分，是历代医家临证反复实践，甚至是几代人积淀而确有实效的"枕中之秘"，是中医临证之秘钥关要。尤其《伤寒杂病论》之经方，更是组方严谨，切中肯綮，紧扣病机，药无虚发，验之临床，效如桴鼓，故被后世誉为"方书之祖"，一直指导着中医临床实践，这也是目前出现"经方热"的原因。

　　主编毛进军老师为国内经方实力派临床家，文、史、哲、医、易功底皆深，治学严谨，学贯古今，对医圣张仲景《伤寒杂病论》经方医学有深入的学习、思考、研究和实践。长期浸淫书卷，探微索隐，躬身临床，朝思夕悟，形成了自己独特的学术思想。诊务之余，偷隙笔端，撰写出版了《思考经方》《经方心得》《经方活用心法》《经方辨治法度》《经方启示录》等多部经方医学专著，书中学悟、治验、治疗思路等毫不保留，析解明晰；真知灼见，醍醐灌顶；灵机妙绪，启人心扉。毛进军老师不仅勤于临证，善用纯经方治疗疑难危重之症，屡起沉疴，而且还经常不辞劳苦地传道、授业、解惑。十数年来，赴全国多省市讲授经方医学，在国内中医经方界有较高的知名度。

　　毛进军老师潜心于伤寒经方的应用，所用方剂以《伤寒杂病论》经方为主，旁及历代经典名方，涵盖了内、外、妇、儿、五官各科，既有理论阐微，又有用方法度，更有慧眼识珠的抉择和临证屡用屡效的实践经验。

所列病案，原汁原味，不加修饰；脉证合参，细致周全；辨证察机，入木三分；遣方用药，独具匠心。资料翔实，内容原创，非亲试而有验者不载。凡所知者，和盘托出。尤其用经方辨治疑难重症经典案例的独到经验，更是指点迷津，拨云见日。至此，毛进军老师授人以渔的良苦用心，已跃然纸上，无须赘言。

百花争艳春满园，书中还有团队成员的佳作，如用针灸、穴贴、按摩手法和针药结合治疗内病、外病的独特绝招纷纷呈现，用经方治疗皮肤病的另辟蹊径，将经方内服汤药变为外用方法来辨治外感、内伤病证的临床应用更是耳目一新。完稿之后，主编殚精竭虑，焚膏继晷，逐字逐句，审读修改，历经爬罗剔抉、撷英删芜、精雕细玩，反复推敲，数易其稿，终汇成书。书中广搜博引，阐微穷奥，其理论探讨观点新颖，纵横捭阖，又深入浅出，频添新意；其中病案举例，疑窦众多，难析难辨，能启迪思维，开阔视野，其临床应用，中规中矩，又活法圆融，示人以巧。将升岱岳，非径奚为；欲成名医，何为舟辑？历代名医无一不是熟读经典，善用名方，而成为名医大家的。读者若能开卷思玩，或可以之作为中医大道的入门向导、成功阶梯，进而深究，求其精髓，学好用好伤寒经方辨治道法，应用好传统针灸等治疗技术，提高疗效，成就一代名医，惠及众黎。

余学力所限，勉成序文，舛谬差讹，更仆难数，冀师者同道不吝赐教，以匡不逮。

刘天骥谨序

2021 年 11 月 30 日

注：刘天骥，河南中医药大学第六临床医学院（驻马店市中医院）主任中医师，河南省驻马店市中医外治专业委员会主任委员，河南省驻马店市仲景医学学会副会长，世界中医药学会联合会古代经典名方临床研究专业委员会常务理事。

自 序

张仲景名机，南阳人，一代医圣，著《伤寒杂病论》之经典，创三阴三阳病脉证辨证体系之大道，开万古经方施治之先河。自此至今，人类生生之道术有了依遵之圭臬，有了知行之本源，有了"上以疗君亲之疾，下以救贫贱之厄，中以保身长全"（《伤寒杂病论·序》）之自信，吾辈当以敬畏之心和普救含灵之苦的愿力苦读之、时习之、审问之、慎思之、明辨之、深悟之、笃行之。鉴于此，本书写作之旨有四。

一、知行合一，潜心研读仲景道术

我深知，《伤寒》经方医学是中医疗效的源头，做一名明医必须真正潜下心来苦读经典、深悟经方、真用经方，因为"一切道术，必有本源，未有目不睹汉唐以前之书，徒记时尚之药数种而可为医者……《伤寒论》，此一切外感之总诀，非独治伤寒也，明于此，则六淫之病无不通贯矣；《金匮要略》，此一切杂病之祖方，其诸大症，已无不备，能通其理，天下无难治之病矣"（清·徐大椿《慎疾刍言·宗传》）。做真中医唯有读经典方明医理，才能真正济世活人。

坊间曾流传一句话："中医让你糊里糊涂地活。"普通民众不懂中医，说说也无妨，而很多业内人士也对此津津乐道，自诩中医如何了得，稀里糊涂地就将你的病治好了，这就是无知了。这句话看似褒语，实则贬义，就是认为中医不科学、没理论，看好病也是误打误撞、糊里糊涂。中医学真是这样不堪吗？中医传承数千年不曾中断，救治无数人疗效不衰，如果没有一套明明白白的理论体系，能做到吗？实际上，中医是一种目前科学尚无能力解释的最前沿、最先进的理论架构和认知体系，不仅明明白白，而且贯通天人、宏观圆融。凡是能够活人的中医医生，都是深谙中医经典辨治法理的明医。如果不是清晰了然地熟悉、掌握中医辨治法度，别说救治大病、重症、疑难症了，就是普通的小疾，你也难以治好。所以，潜心学用古之经典法理是成为明医的基本功，舍此没有任何捷径。

近些年来，我曾将自己对《伤寒》经方医学的所学、所思、所悟、所用的认识、经验与体会不揣谫陋、和盘托出，幸即付梓，众多同道读后皆感受益匪浅，反映其经方辨治思路逐渐明晰，临证疗效提升很快，不少人还希望我多出新书，以冀进一步启迪思路。看到同道们的学习热情，我深感想学经典的中医医生还是大有人在的。有时想想也是，作为一名医生，即使日诊百人，一生所治的患者也是有限的，何不将所学之验拿出来以启迪愿学者，培养更多的明医而救治更多的患者呢？现在中医发展的大环境确实是进入了春天，但是深谙中医经典道术的明白医还是处于冬天，现在仍然后继乏人、后继乏术，缺乏真正潜心读经典、用经方临证的自信、毅力和能力，复兴经典和经方医学仍然任重道远，亟待有担当、有责任的中医人去求索、去传承、去弘扬大道。

学习经方医学的要旨，我认为就是12个字：多读书、多思悟、多临证、多总结。总之一句话，就是做到明代哲学家王阳明所说的"知行合一"，"知"原意为良知，"行"原意为践行，知与行是一体的（合一），"知是行的主意，行是知的功夫；知是行之始，行是知之成""知行合一"的关键在于"事上练""人须在事上磨炼做功夫，乃有益"（明·王阳明《传习录》）。这些理念就可以用来悟（学思）、证（证验）中医。中医可以说是"知行合一"的学问，"知"是本体具有的良知良能，也包括后天学悟所得的知识良能；"行"就是干，即实践中练，边学边干，边干边学。"凡谓之行者，只是着实去做这件事。若着实做学问思辨的工夫，则学问思辨亦便是行矣""圣学只一个功夫，知行不可分作两事"（明·王阳明《传习录》）。大道至简，只有苦读经典、悟良能、事上练，知行合一，才得以悟在天成。智慧的获得往往是已经将复杂的知识学懂、悟透而简化，明白此理，可得贯通融会、一隅三反。

二、找准路径，学好悟懂胡、冯学说

我在学习、研究和应用《伤寒》经方医学的历程中，为学懂悟透《伤寒杂病论》，曾经阅读过历代很多医家的著作和注解，包括日本汉医著作《皇汉医学丛书》（民国时期陈存仁编校）中有关《伤寒论》《金匮要略》等古经典的研究内容。但只有冯世纶教授所承传的胡希恕先生经方学术思想才使我在临证中找到了方向。

胡希恕先生说："历经千百万次的反复实践，用人的生命换来的《汤液经》《伤寒杂病论》，能传下来又能传下去，反复验证，用之有效，不可替代的方剂叫经方。"（陈雁黎《胡希恕〈伤寒论〉带教笔记》）

我认为，要想在临床上真正学好、用好经方，找准正确的路径非常重要。要在下功夫苦读经典《伤寒论》《金匮要略》的同时，掌握胡希恕"六经八纲方证辨证"的学术思想，就能够很快步入"仲景门"。因为，胡希恕先生受术于《伤寒》学者王祥徵，并将《伤寒》经方医学应用于临证实践，辨证精准，疗效非凡，一生将《伤寒杂病论》最有价值的六经辨治法度细化为六经八纲辨证，将最难懂的理法给予最朴素的方证辨析解读，其系统的学术体系、独特的认识视角，极为契合仲景经方思辨法度，临证确能大大提升疗效。冯世纶教授又研究创新了胡希恕经方学术体系，嘉惠学林，厥功甚伟。这个体系融合了王祥徵 - 胡希恕 - 冯世纶的心血和智慧，日臻完善。

王 - 胡 - 冯经方学术链可以说是学习、掌握和应用仲景经方医学的最方便法门，彰显了《伤寒杂病论》经方易于理解、易于掌握、可操作性强的实用之道，是最具有经方临证实战的学术思想。读《伤寒》，从胡冯学说入手，人人可入仲景门。

三、内外兼治，打好治病组合拳法

目前，随着疾病谱的日趋复杂化，慢性疑难病症增多，特别是很多患者得病时常首选西医，一旦经反复治疗而不愈，再求中医时就已经变成了寒热错杂、虚实夹杂、阴阳气机升降出入严重失和的"变证""坏病"。胡希恕先生说："失治者多变证，误治者多坏病，严格地讲，此二者都是'坏病'。"（陈雁黎《胡希恕〈伤寒论〉带教笔记》）我们遇此很难为之，而又不能不为之，所以现在的中医医生是很难当的，这就要求我们不仅要明

"道"而会开汤方，也要懂"术"而会用针灸、穴贴、按摩等治法，会打战胜病魔的"组合拳"。

实际上，张仲景不仅是汤方辨治疾病之祖，也是针灸等治法应用的高手。在《伤寒杂病论》中有很多关于针灸治疗或截断病传的条文，如《伤寒论》第8条："太阳病，头痛至七日以上自愈者，以行其经尽故也；若欲作再经者，针足阳明，使经不传则愈。"《伤寒论》第24条："太阳病，初服桂枝汤，反烦不解者，先刺风池、风府，却与桂枝汤则愈。"《金匮要略·脏腑经络先后病脉证》第2条："若人能养慎，不令邪风干忤经络，适中经络，未流传脏腑，即医治之，四肢才觉重滞，即导引、吐纳、针灸、膏摩，勿令九窍闭塞。"所以，我们学习经方医学的内治，也离不开经方医学的外治，两手都要会、都要硬。孙思邈对此阐释得非常清楚："夫病源所起，本于脏腑。脏腑之脉，并出手足，循环腹背，无所不至，往来出没……故《经》曰：汤药攻其内，针灸攻其外，则病无所逃矣。"(《备急千金要方·针灸上》)"若针而不灸，灸而不针，皆非良医也。针灸不药，药不针灸，亦非良医也。"(《备急千金要方·针灸下》)此皆说明了汤药、针灸等并用辨治五脏六腑病证的重要性。

传承精华，守正创新，就是要传承好仲景经方医学之道术，我临证遇见比较复杂的病证或急症常常是针药并用，疗效很好。

四、写作初衷

近现代中医学家张锡纯在《医学衷中参西录·自序》中说："人生有大愿力，而后有大建树，一介寒儒，伏处草茅，无所谓建树也，而其愿力固不可没也。"我深有同感。本人愚拙，不会捷径弄巧，只知苦读深悟较真，为复兴中医有发心、有愿力，但并无什么建树，偶有一点所得，愿与同道分享，以互相学习，互相探讨，取长补短，同修共进，止于至善。子曰："学而时习之，不亦说乎？""三人行，必有我师焉。择其善者而从之，其不善者而改之。""见贤思齐焉，见不贤而内自省也。"所以我不揣浅陋，勉图蚊负，在繁忙的工作、讲学之余，利用一切休息时间，殚精竭虑、花费心血撰写本书，为弘扬仲景经方医学甘愿付出一份心力。希冀诸位同仁，能够得以启迪辨证实战思维，拓宽经方应用思路，进一步提升临床疗效，造福一方苍生。

本书为什么起名为《经方秘要——经方内外治实战思维与方法》呢？所谓"秘要"，实际上就是经临床反复验证而确有良好疗效的重要理论、汤方和外治术。所谓"内外治"，就是内治和外治，其含义为：一是内病外治，即内伤杂病等用针灸、手法、穴位贴敷等治疗；外病内治，即皮肤病、颈肩腰腿痛等病证用内服汤方治疗。二是内服汤方作为外用（外洗、外浴、外贴敷）治病；外用治法用于治疗内伤杂病（包括外感病证）。外用治法包括针灸、贴敷、点穴、按摩、正骨等。

这本书的主旨，一是阐述我研读、思考、实践《伤寒》经方医学所获得的奥旨精义及不断总结的新理念；二是毫不保留地介绍我及我们经方团队临证时将内服经方外用以辨治外感、内伤杂病，与在应用经方的同时辅以针灸、外敷、手法治疗外感内伤病、皮肤病、颈肩腰腿痛等杂病的思路和方法，全是临证实战干货，以启同道思路，以利临证参考。

本书分为两篇，共九章。上篇为"毛进军经方医学思考和辨治篇"，共四章，主要阐释了我在长期研读、不断思考和临证应用《伤寒论》《金匮要略》经方医学中而形成的基本思想体系以及经方辨治部分医案，以启迪经方医学辨证思维，开启经方内治和外治的活用思路。我平素"讷于言而敏于行"，学术上追求独立思考，崇尚实事求是，从不随波逐流。我平时是如何学、悟经方，如何用经方临证，就如何写作、如何讲课，从没有任何修饰，从不标新立异，从不包装炫耀。我希望我写的文稿都是大家没有见到过的实实在在的、经临证检验过的真东西，读后就能用，学后就受益。

下篇为"经方医学团队的思考和辨治篇"，共五章，为毛进军经方医学学术团队的部分骨干成员对仲景经方医学的学习、思考和临证实践的认识、经验与体会，其中不仅有经方内治、外治的应用思路、经验与方法，还有针灸、手法治疗等中医适宜技术的理论认识和技巧，多科并举，启迪思路，读即获益。

本书立足临床实战，崇尚实效，不尚空谈，不仅论"道"，而且谈"术"。"道"乃古代医经、经方医学理法之枢要，弥纶经方治疗应用之法度；"术"乃中医临证之方技，涵盖针灸、推拿按摩、穴位外治等技能。全书秉承仲圣"勤求古训,博采众方""精究方术"之劝勉,践行孙思邈"大医精诚""博极医源"之训诫,力求"授人以渔",毫不保守地阐扬应用中医经典道术的法度、经验和体会。真正是想启迪医者对《伤寒论》六经(病)脉证、方证病机的辨析思维,提高医者应用经方及传统治疗术的施治能力。法无高下,谨遵为度;方无大小,应机为妙;针灸按摩,皆调阴阳。学无止境,任重道远,欲做明医,皆当深悟。

吾以不断追求济世救人之道为所乐,学我之所学,习我之道术,唯宁静,唯淡泊,唯做吾所乐之业,以无为之心,做有为之事。由于本人学识有限,加之时间仓促,书中难免有纰漏及不足之处,殷切期望读者不吝赐教,予以指正,以便本人在今后的读书、研究、思考和临证中进一步加以改进和提高。

毛进军

2022 年 3 月 20 号于忠和斋

声　明

对于书中所举医案的药量及用法等不可照抄照搬！

笔者及团队成员在书中所举医案里所用的治疗方法，特别是所用的部分峻药，都写明了剂量，但这些用法都是我们依据患者所患病证的脉证病机、患病时间的长短、患病程度的轻重和患者体质状况等证据而斟酌应用的，虽然符合《伤寒论》《金匮要略》等经典的应用法度，但有些药的剂量比现今《中国药典》的规定要大一些，这也都是我们长期临证积累的用方用药经验，大家可以参考，切不可将您辨治的患者与本书中所举的医案对号入座，或照抄照搬本书医案中的治疗剂量。具体用药剂量须参照国家药典规定来用。对于中医针灸、穴贴、手法等治疗方法和药物应用，谨供参考，不可照搬。

特此声明。

目 录

下篇　经方医学团队的思考和辨治篇

上 篇

毛进军经方医学思考和辨治篇

编者按："毛进军经方医学思考和辨治篇"为毛进军主任医师（教授）所著，主要阐释了毛进军在长期研读、思考和临证应用《伤寒论》《金匮要略》经方医学中的不断思考、求索而形成的基本思想体系，以及经方辨治部分医案，望启迪经方医学辨证思维，开启经方内治和外治的活用思路。

第一章

六经实质须厘清 《伤寒》精髓辨方证

张仲景所著《伤寒杂病论》，是中国历史上一部划时代的、独一无二的济世救人经典，其中的经方配伍精妙绝伦，疗效出神入化，还有六经辨治法度之跨时代的先进性，无人可及，被历代医家所盛赞，张仲景也被誉为医圣，《伤寒杂病论》被奉为方书之祖。但"医学盛于上古，而衰于后世……而方药至张仲景而立极，厥后皇甫谧、王叔和、孙思邈祖述而发扬之，起废痼，润枯毙，含生育物，绝厉消沴，黄岐之道，于斯为盛。自唐以降，其道日衰，渐变古制，以矜新创。至于金元，刘完素为泻火之说，朱彦修为补阴之法，海内沿染，竞相传习，蔑视古经，倾议前哲，攻击同异，辨说是非，于是为河间之学者，与易水之学争，为丹溪之学者，与局方之学争。门户既分，歧途错出，纷纭扰乱，以至于今，而古法荡然矣"（清·黄元御《四圣心源·后序》），后世特别是唐宋至今，真正理解和善用经方者，已不多见。唐代医家孙思邈在《备急千金要方·诸论·论大医精诚》中也有感叹："张湛曰：夫经方之难精，由来尚矣……"由此可知，经方自古难学难用、难以精通。的确，学用经方，如果找不对路径，厘不清思路，不正本清源地去读经典，是难以明明白白地将经方应用于临床的。

著名伤寒大家胡希恕先生的学术思想在经方大家冯世纶教授的承传、弘扬、创新和推动下，日益深入人心，由于其系统的学术体系、独特的认识视角、极为契合仲景思辨法度的临证实战特色及良好的临床疗效，研习者日渐增多，但也有学习者不免存在一定的"瓶颈效应"，对胡希恕先生的学术观点认识模糊，难以把握六经八纲实质和方证辨证的精髓，以致于读书和理解陷入误区、用方失于精准。因此，我们亟待厘清对胡希恕先生有关六经八纲、方证辨证学术思想内涵实质的认识。

第一节　六经来自八纲的思考

胡希恕先生有一个重要的学术观点："六经即来自八纲。"（冯世纶《中医临床家胡希恕》）这指出了临证时辨六经与八纲的重要关系，但有人认为"六经"是汉代提出的，而"八纲"是后世医家所归纳的，"六经来自八纲"的观点是本末倒置。其实，这是没有真正弄懂"六经来自八纲"这句话的语境和真正的意义。这段话的真正意义有三层。

一、六经之辨是为万病立法

第一层意义是六经之辨不仅限于伤寒，而是为万病立法。

"六经来自八纲"这段话是鉴于历代不少医家注解《伤寒》时认为《伤寒》只能治疗外感"的局限性思维而说的。如明代医家王纶在《明医杂著·医论》中就有句话"外感法仲景，内伤法东垣，热病用元素，杂病用丹溪"。这句话在明代御医龚廷贤《寿世保元》中也有记载，流传很广，误导后人以为《伤寒》只能治外感，而不能治杂病，从而限制了《伤寒》经方的临证应用范围，以至后世对经方的学习、研究和应用者寥寥无几，或弃之不用。因而唐宋以降，时方应用大行其道，经方应用日渐式微。不能说时方不好，其实时方也是后世医家在经方基础上所创制的，但治病用经方的疗效还是远比时方迅捷和精准的。胡老深知《伤寒》经方临证应用的范围是非常广泛的，对"后世注家因有六经之辨只限于伤寒"的说法而误导医者深感忧虑，才阐述了这样一个重要观点："六经即来自八纲，乃万病的总纲。"（冯世纶《中医临床家胡希恕》）目的是要说明，作为医者，辨证必须首明阴阳，然后及于病位、病性、病势，《伤寒》六经并非仅治外感，而是涵盖了阴阳表里寒热虚实这八个纲要所包括的万病。人身所患病证，都可以用六经八纲来辨治。"六经（病）辨证实即八纲辨证……病之见于证，必有病位，复有病情，故八纲只具抽象，而六经乃有定型……故八纲虽为辨证的基础，但辨证宜从六经始……六经即辨，则表里别而阴阳判，然后再进行寒热虚实的分析，以明确阴阳的实情，至此六经八纲则俱无隐情了"（冯世纶《中医临床家胡希恕》），六经病中无论外感或内伤杂病，其阴阳属性、表里病位、寒热病性、虚实病态都涵盖于八纲之中，因此"六经之中又有八纲，二者是分不开的"（陈雁黎《胡希恕〈伤寒论〉带教笔记》）。清代医家柯琴在《伤寒来苏集》中也说："仲景之六经为百病立法，不专为伤寒一科；伤寒杂病，治无二理，咸归六经之节制。"

二、《伤寒》六经（病）辨证施治的内核与实质

第二层意义是特别指明了《伤寒》六经（病）辨证施治的内核与实质。

"人身不过表里，气血不过虚实"（金代医家张子和《儒门事亲》），人生活在天地阴阳之中，而人体正常时，亦为阴阳平和之状态，一旦患病，必是阴阳失衡。而阴阳之分，总不离乎表里、虚实、寒热。其实，自古以来，中医治病就有阴阳、表里、寒热、虚实的基本理念，如《素问·阴阳应象大论》中说"察色按脉，先别阴阳""阳病治阴，阴病治阳"；《素问·阴阳应象大论》中说："阳胜则热，阴胜则寒。"《素问·通评虚实论》中说："邪气盛则实，精气夺则虚。"《素问·咳论》中说："皮毛者，肺之合也，皮毛先受邪气，邪气以从其合也。"《素问·至真要大论》中说："其在皮者，汗而发之。"不一而足。这些经典论述都谈到了阴阳、表里、虚实、寒热的理念。东汉史学家班固《汉书·艺文志》序及方技略记载的"经方十一家"中有《风寒热十六病方》《汤液经法》（南朝齐梁医药学家陶弘景《辅行诀脏腑用药法要》辑《汤液经法》中 60 首方）《神农黄帝食禁》，这些早期医著虽然已经失佚，但从后世所辑录的内容看，都有阴阳、虚实、寒热的分类。

上述所论都是八纲的早期雏形，虽然未成体系，但也都表明治病须分表里、阴阳、寒热、虚实。而张仲景勤求古训、博采众方，以其极尽睿智的思维及丰富的临证经验著成《伤寒杂病论》，融古医精华之大成，集经典名方于一书，首创"三阴三阳六病脉证并治"体系，自此中医有了规范的阴阳、表里、寒热、虚实的辨证施治法度。因为三阴三阳体系本身就包含

了阴阳、表里、寒热、虚实之"八纲"的全部辨证内核，所以，胡希恕先生穷其一生对《伤寒》六经体系的研究，直截了当地指出了六经（病）辨证施治的实质："六经来自八纲，六经即八纲。"（陈雁黎《胡希恕〈伤寒论〉带教笔记》）胡老进一步阐明："在本草汤液时代，已有认证识药用八纲……八纲是看为证的属性问题，不辨八纲是不会看病的。人体患病，正邪交争，必有证候，有症状必有寒热虚实的病情，有病情就有反映病情的表、里、半表半里的固定病位……仲景的贡献是确定了半表半里的病位，因而发明了'伤寒六经'，所以说，伤寒六经来自八纲。"（陈雁黎《胡希恕〈伤寒论〉带教笔记》）这指明了《伤寒》经方辨治的最佳途径，实可谓"要言不烦也"（西晋·陈寿著《三国志·魏书·管辂传》）。

三、以"八纲"概述"六经"的总病机

第三层意义是以"八纲"来概述"六经"的总病机。

"六经来自八纲"中，"来自"的词义表示来源，也就是说，人体出现三阴三阳六大病证系列，就源于"阴阳、表里、虚实、寒热"，即阴阳属性、病位、病性、病势这八大病机要素出了问题。辨证和治疗就要细化到这八大病机的靶点来遣方用药。

我们学《伤寒》、用经方，如何确立"辨证的基础"而有利于临证呢？胡老是深谙其道的，他所提出的"六经来自八纲"就是教我们如何化繁为简而概述病机用经方。胡希恕先生曾说："基于以上八纲的说明，则所谓表、里、半表半里三者，均属病位的反应。则所谓阴、阳、寒、热、虚、实六者，均属病情的反应。"（冯世纶《中医临床家胡希恕》）这些论述将六经病位、病情与八纲基本病机紧密地联系在一起，给准确辨方证、用经方确立了一条辨治总则。

所以，我们应当正确理解这句话的重要意义，并不是胡老不明白"六经之说"早于"八纲之说"，而是"八纲"理念自古就存在，胡老是承古而细化八纲在三阴三阳六经中辨证的层次，以阴阳、表里、虚实、寒热八纲来正本清源学《伤寒》、概述病机用经方。

金代医家张从正说："人身不过表里，气血不过虚实。"（《儒门事亲·汗

下吐三法该尽治病诠十三》）此乃人身生理、病理之括，我认为，这句话可以更详尽一些：人身不过表里，实质不过阴阳，此言生理；病态不过虚实，病状不过寒热，此言病理。此可概括为人体八纲，辨证由此入手，必能纲举目张。

第二节　辨方证的思考

　　胡希恕先生首倡辨方证，注意这里是"辨"，绝不是对着条文证候套方。有人质疑胡希恕先生的"辨方证"学说是对着条文方证套病，是机械僵硬的"方证对应"，这是严重曲解了胡希恕先生有关"辨方证"学说的精神实质。胡老说得很明白："《伤寒论》不谈方剂的功能和效用，一本书全是'辨方证'，仲景有成功的方剂，必有成功的理论，理论就是用'八纲''六经'去辨方剂的相应脉证，也叫辨方证，也可以说辨方证是辨证的尖端……药方要和病症相对应，方证要辨八纲六经。"（陈雁黎《胡希恕〈伤寒论〉带教笔记》）

　　胡老在临证施方上有一整套"辨六经，析八纲，再辨方证，以至施行适方的治疗"（冯世纶《中医临床家胡希恕》）的严谨过程，胡老说："中医辨证不只是辨六经和八纲而已，而更重要的是还要通过它们再辨方药的适应证。"（冯世纶《中医临床家胡希恕》）"'辨证施治'的要点是，以'八纲''六经'辨人体的脉证反应，辨方证是辨证的尖端，有是证必用是方，辨'坏病'要随证治之"（陈雁黎《胡希恕〈伤寒论〉带教笔记》）。这些论述足以说明胡老强调用方的前提必须要"辨"，六经（病）辨证的最终着眼点是落实到治疗的适应证上来，这是任何中医医生临证都必须要达到的目标，胡老特别强调"辨方证是六经八纲辨证的继续，亦即辨证的尖端，中医治病有无疗效，其关键就是在于方证是否辨得正确"（冯世纶《中医临床家胡希恕》）。

　　临证时辨六经八纲方证，即"辨方证"的理念，是胡希恕先生学术思想的精髓之一。"辨方证"学说既不失六经（病）辨证之大法，又能在用经方施治时，六经方与证的适应性恰对八纲病机靶点，从而使《伤寒》六经（病）辨证及经方的应用从模糊玄奥、艰涩难懂变得清晰明白，通俗易用，为医者学《伤寒》、用经方开辟了一条易于理解、易于掌握、可操作性强的实用之道。

第三节　冯世纶教授对经方医学的传承和创新

著名经方大家冯世纶教授师承胡希恕先生，深得胡老真传，在传承、弘扬胡老学术思想体系、正本清源学伤寒、六经八纲辨方证、创立胡冯学说体系、激励后学"做一代经方传人"等多方面都是功不可没的。冯老为经方医学的传承做了多方面的贡献。

一、系统解读《伤寒论》，研究和传承胡希恕学术思想

长期以来，冯老在临证之余，不辞劳苦地一直专注于经方医学的研究，全面系统地整理总结了胡老的经方学术思想，考证了经方理论体系的形成，不仅出版了一系列经方医学专著，还为传承胡老学说，连续坚持数年讲座，系统解读《伤寒论》。如果不是冯老传承弘扬胡希恕先生学说，胡老学术体系可能就会被湮没，可以说，冯老为往圣继绝学、为造福苍生贡献巨大，诚心可鉴，功在千秋，利在当代。特别是冯老呕心沥血，将《伤寒论》《金匮要略》中的方证进行了逐一研究归类，著成《解读张仲景医学》，形成了经方六经类方证的重要研究成果，为胡冯学说体系的逐步完善确立了坚实的基础。

二、治学严谨，见解独到

冯世纶教授在经方学术上治学严谨，常有很多独特的见解。曾深入探索并解读了有关半表半里证的疑难问题，如研究小柴胡汤方证和柴胡桂枝

干姜汤方证，对临证应用指明了方向。冯老在《柴胡桂枝干姜汤方证考》（发表于 2010 年 9 月 27 日的《中国中医药报》）一文中对柴胡桂枝干姜汤证进行了深入地考证和研究。冯老依据胡老几十年来对《伤寒论》第 147 条、148 条讲学笔记进行反复对比研读后，体悟出"第 148 条不是小柴胡汤方证，而是柴胡桂枝干姜汤方证"。"凡见为上热下寒，又见阳微结者，即可认定。即本方证六经（病）辨证符合厥阴病提纲，可以断定，柴胡桂枝干姜汤方证属厥阴"。

三、统一了对伤寒、温病的认识

冯老研究、阐明并统一了对伤寒、温病的认识。关于伤寒与温病的关系，冯老认为，张仲景在《伤寒杂病论》中所说的伤寒，"很明显是广义的伤寒，即既有伤寒，又有温病""从中医药发展史看，温病学家多是在阳明病方证、理论的基础上发展延伸的，后世称为温病学派，他们的专著上，撰用了很多《伤寒》的方证……具体方剂包括桂枝汤、白虎汤、白虎加人参汤、栀子豉汤、瓜蒂散、小半夏加茯苓汤，千金苇茎汤、白虎加桂枝汤、柴胡桂枝汤、大承气汤、小承气汤等。可见，《伤寒》主要内容、方证不但论治伤寒杂病，也论治温病"（冯世纶《解读张仲景医学——经方六经类方证》）。实际上，明清温病学派的一系列理论认识的根基还是《伤寒杂病论》，从这一次新冠肺炎的中医治疗取得的卓越疗效上看，《伤寒》经方的作用无疑是巨大的。

胡冯经方医学体系是两代经方大家呕心沥血的成果，将《伤寒》经方医学最有价值的辨治法度优化成六经八纲辨证，精准辨析方证，摒弃繁杂的脏腑经络、五行等辨证方法，将最难懂的理法给予最朴素的方证辨析解读，以利人人可入仲景门。胡老说："历经千百万次的反复实践，用人的生命换来的《汤液经》《伤寒杂病论》，能传下来又能传下去，反复验证，用之有效，不可替代的方剂叫经方。"（陈雁黎《胡希恕〈伤寒论〉带教笔记》）我们一方面要感恩胡冯两位经方大师所付出的心血，二是要不断下功夫苦读经典《伤寒论》《金匮要略》，学懂《伤寒》经方辨治法度，悟透胡冯经方医学学术思想，多思考、多总结、多用经方临证，这样才能在临证中应用经方由浅入深、由生到熟、由迷到悟，最终达到应用经方游刃有余、疗效出神入化的境界，以造福苍生。

第四节 医 案

医案一：发热咳嗽病缠绵　经方圆融效彰显

张某，男，51岁，2019年3月7日初诊。

主诉：咳嗽伴发热2个月余。

病史：2个月前因受风寒感冒而头痛、身痛、身困、发热（37.8～39.8℃），流涕、轻度咳嗽，口服感冒药无缓解，即去某市医院住院治疗，治疗期间咳嗽、咳痰逐渐加重。10天后转入省某医院治疗，曾联合应用多种高档抗生素及抗真菌药等静脉点滴，发热、咳嗽不见明显好转，体温38℃左右，最高时达39℃，身困乏力加重。住院1个多月，曾请知名医院的有关专家多次会诊，多种检查排除血液病及肿瘤等病，诊为肺部感染，更换多种抗生素仍然无明显疗效，出院返回求治于中医。

刻诊：精神差，面色苍白，极度疲惫乏力，搀扶进入诊室，发热（刻诊37.8℃），畏寒怕冷，出汗多，动辄甚，上午轻下午重（诉下午体温可升至38.5℃左右），咳嗽频繁，咳黄白相间黏痰，无喘息，胸部因咳嗽而闷痛，时心慌，口苦咽干，口渴欲饮热水，头蒙重，脚轻，无头痛、身痛，心烦焦虑，纳差，上腹部无胀满，大便可，3天1次，成形，小便调。舌边尖红，舌体胖大，苔薄白水滑，脉数，脉左尺沉弦无力，右寸关浮涩、尺沉。CT示：右中下肺感染。心电图：窦性心律，心率105次/分，部分导联ST-T改变。原系军人转业不久，素体健康。

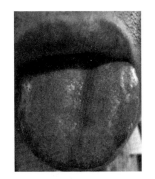

（图1-4-1）

六经脉证辨析：精神差，面色苍白，极度疲惫乏力，畏冷，出汗多，动辄甚，舌体胖大，苔薄白水滑，脉左关尺沉弦无力，右寸关浮涩、尺沉，辨为少阴病，真阳不足，表虚寒，中风证。

发热，上午轻下午重，咳黄白相间黏痰，胸胁部因咳嗽而闷痛，口苦咽干，心烦焦虑，舌边尖红，脉左关尺沉弦无力，CT示右中下肺感染，辨为少阳病，三焦气机不利，正邪交争于胸胁腔间，上焦痰郁化火，休作有时。

咳嗽频繁，咳痰，头蒙重，时心慌，口渴欲饮热水，纳差，唇暗，舌体胖大，苔薄白水滑，脉左关尺沉弦无力，右寸关浮涩、尺沉。CT示右中下肺感染。辨为太阴病，胃虚不制而饮逆（胃虚寒停饮，胃津伤不化水饮），瘀血。

中医诊断：咳嗽。

六经（病）辨证：太阴少阴少阳合病，属厥阴。郁证，痰饮证，瘀证。

核心病机：真阳不足，胃虚饮逆，表虚寒。

治疗：小前胡汤合茯苓四逆汤加味。

前胡20g，柴胡20g，姜半夏20g，黄芩20g，南沙参15g，黑顺片15g，茯苓30g，干姜15g，肉桂15g（后下），炒杏仁15g，大枣6枚（擘），生姜15g。

5剂，日1剂。水煎1.5个小时（只煎1次），分2次服。嘱：停服一切抗生素、镇咳药，忌寒凉、辛辣刺激及过于油腻饮食。

治疗思路：该案为因外感诱发，久治不愈且用药（抗生素静脉输液）过度伤及真阳及胃气，下焦虚寒（少火不足），胃虚饮逆，但因素体尚健，卫津还可趋表与邪气交争，所以有发热不退且咳嗽、咳痰频繁而缠绵难愈。脉证合参，辨为少阴太阴少阳合病。据主症，抓主机，首先要温固两本，兼以调和表里三焦、降逆化饮，所以主方以茯苓四逆汤回阳益津、祛寒固表，降逆化饮。茯苓四逆汤出自《伤寒论》："发汗，若下之，病仍不解，烦躁者，茯苓四逆汤主之。"条文方证乃误下表不解，伤津又烦躁，中虚寒饮上逆。与该案主症主机相应，所以疏方茯苓四逆汤温固两本，解表降逆化痰饮。合方小前胡汤，是因为该案有半表半里、半阴半阳证，水火互见，但咳喘发热等症状偏于阴证，所以须合小前胡汤和胃补津，疏利三焦，上清郁火，下降浊饮。

小前胡汤出自《外台秘要·卷第一·崔氏方一十五首》："小前胡汤，疗伤寒六七日不解，寒热往来，胸胁苦满，默默不欲饮食，心烦喜呕，寒疝腹痛方。（胡治云出张仲景）前胡八两，半夏半升（洗），生姜五两（小柴胡汤为三两）黄芩、人参、甘草（炙）各三两，干枣十一枚（擘）（小柴胡汤为十二枚）。上七味切，以水一斗，煮取三升，分四服，忌羊肉饧海藻菘菜（古今录验同，仲景方用柴胡不用前胡今详此方治寒疝腹痛恐性凉耳合用仲景柴胡桂姜汤）。"

此案属太阳或太阴、少阳、阳明合病，属厥阴，为半表半里偏阴证。方证病机：胃虚，郁火伤津，水饮上逆。合方功能：和胃补津，疏利三焦，清热升散，降逆化饮。此合方正对该案证机，我们应用经方时要灵活圆融，该合方时要合方，胡希恕先生说，经方"有定理定律……用对了很神奇，不能随意改动。①最好不要减味使用。②有很多名家都加味使用，但不能喧宾夺主改变原方的本义。③仲景有合病、并病，故有合方使用……有是证必用是方，有并病合病就用合方"（陈雁黎《胡希恕〈伤寒论〉带教笔记》）。

上方前胡与柴胡同用是我临证时辨治发热、咳嗽、咳痰并见的用药经验，能加强水火同治、解热降逆的疗效。前胡与柴胡用途类似，辛微寒皆可发散、疏泄、推陈致新，可相须而用，功效更强。不同之处是前胡治水，治在上焦而下降，主降逆气；柴胡治火，治在中、下焦而上升，主升清阳。"主阳气下陷，能引清气上行，而平少阳、厥阴之邪热，宣扬气血，散结调经，治伤寒邪热，痰热结实，虚劳肌热"（清·汪昂《本草备要》）。

《名医别录》（简称《别录》，下同）论前胡："味苦，微寒，无毒，主治痰满，胸胁中痞，心腹结气，风头痛，去痰实，下气，治伤寒热，推陈致新。"

《本草纲目》论前胡："味甘辛，气微平……前胡，乃手足太阴、阳明之药，与柴胡纯阳上升，入少阳、厥阴者不同也。其功长于下气，故能治痰热喘嗽、痞膈呕逆诸疾。气下则火降，清肺热，化痰热，痰亦降矣，所以有推陈致新之绩，为痰气要药。陶弘景言其与柴胡同功，非矣。治证虽同，而所入所主则异。"

前胡味甘能够补益，治疗胃虚津伤、营血少，温养卫气；味辛能解表发散邪气，能疏风散热，治伤寒寒热，降逆化饮；甘苦微寒能调和胃气，制化浊水浊气上逆，降下逆气，治心腹结气，推陈致新，通利五脏。

《日华子本草》说这味药能"止嗽，破癥结……气喘，安胎"，说明孕妇也能用此药。

《神农本草经》（简称《本经》，下同）论柴胡："味苦，平。主心腹肠胃中结气，饮食积聚，寒热邪气，推陈致新。久服，轻身、明目、益精。"

《别录》论柴胡："微寒。主除伤寒，心下烦热，诸痰热结实，胸中邪逆，五脏间游气，大肠停积，水胀，及湿痹拘挛，亦可作浴汤。"

柴胡入少阳，外达太阳，里通阳明，发表透里，既能升发清散郁火，疏解郁热（火），除寒热邪气（风夹寒热），又能主心腹，疏泄肠胃中结气，疏利三焦，推陈致新，条达气机。

以沙参易人参也是经方活用的一个法门，《本经》论沙参："味苦，微寒。主血积惊气，除寒热，补中益肺气。久服利人。"《别录》论沙参："无毒。主治胃痹，心腹痛，结热，邪气，头痛，皮间邪热，安五脏，补中。"沙参既能补中益肺气、除寒热，还能清肺祛痰，表里虚实同治。

加肉桂不仅能加强全方"温生少火"之力，而且能调和营卫、降逆气，并引诸药到达病所。《本经》论菌桂："主百病，养精神，和颜色，为诸药先聘通使。久服轻身不老，面生光华，媚好常如童子。"《本经》论牡桂："辛温，主上气咳逆，结气，喉痹，吐吸，利关节，补中益气。"《别录》论牡桂："主治心痛，胁风，胁痛，温筋通脉，止烦，出汗。"

二诊： 5剂服完，精神见好，能在室内踱步，咳嗽减轻，发热没有再超过38℃。效不更方。原方加防风15g，又开7剂。

治疗思路：《本经》论防风："味甘温，无毒。主大风，头眩痛，恶风，风邪，目盲无所见，风行周身，骨节疼痹（《御览》作痛），烦满。久服轻身。"《别录》论防风："味辛，无毒。主治胁痛，胁风头面去来，四肢挛急，字乳金疮内痓，叶，主治中风热汗出。"防风为治风之要药，自古被称为"风中之润剂"，患者长期汗出，表虚容易受风，加防风不仅能固表祛风，而且可以其风药灵动之性引诸药到达病处，增强疗效，诚如清代医家尤在泾所说："兵无向导，则不达贼境；药无引使，则不通病所。"（《医学读书论》）

三诊：精神持续好转，全身有力，食欲改善，体温最高 37.6℃。咳嗽咳痰明显减轻，口苦、口干、咽干、心烦焦虑明显好转，二便可，咳嗽咳痰仍然发作，但次数明显减少，唇暗，舌边尖红，舌体胖大，苔薄黄，脉左关尺沉弦，右寸关涩、尺沉。

六经（病）辨证：太阴少阳阳明合病，属厥阴。

核心病机：胃虚津血伤，水饮内停夹气上逆。

治疗：《千金》竹叶前胡汤加味。

前胡 20g，柴胡 20g，姜半夏 20g，黄芩 15g，南沙参 10g，肉桂 10g（后下），赤芍 10g，炒甘草 10g，当归 20g，竹叶 20g，防风 15g，生姜 30g（切片），大枣 8 枚（擘）。

7 剂，日 1 剂，水煎，分 2 次服。嘱：忌寒凉、辛辣刺激及过于油腻饮食。

治疗思路：病已有阴证转阳趋势，证变机变方亦变，用《千金》竹叶前胡汤正对证机。该方出自《备急千金要方·胸痹第七》："前胡汤，主胸中逆气，心痛彻背，少气不食方。前胡、甘草、半夏、芍药各二两，黄芩、当归、人参、桂心各一两，生姜三两，大枣三十枚，竹叶一升。上十一味，㕮咀，以水九升，煮取三升，分四服。"这首方子临床适用范围很广，特别是辨治咳喘，疗效特好。该方方证要点为寒热错杂、半表半里、半虚实、半寒热、半营卫，病机偏于水气，偏于寒，偏于胃虚津伤，偏于津虚及血。核心病机为：胃虚饮逆，表里、三焦气郁津伤，营虚血瘀。

四诊：诸症明显减轻，上方继服 7 剂。

五诊：体温正常，身体自感仍稍虚弱，又开上方 7 剂，嘱服完停药观察。

六诊：停药 1 月后患者来诉，已经痊愈，这一段时间，诉头发部分脱落，全身大部分体表蜕皮一层，好似脱胎换骨一般。体温持续正常，咳嗽咳痰基本消失，复查 CT 示肺部感染病灶已经吸收，精神转佳，原医院专家回访时闻听后感到惊奇，认为这么重的病中医竟然能治好，不可思议。

医案二：咳嗽咳痰上腹满　茯苓饮合四逆散

刘某，女，42岁，2021年8月7日初诊。

主诉：阵发性咳嗽咳痰伴上腹部胀满一个半月。

病史：一个半月前偶受风寒而咳嗽，继之咳黄白相间黏痰，伴阵发性上腹部胀满，口服多种抗生素和中成药，疗效不佳，去某医院诊为左上肺感染，静脉输液7天，咳嗽一直迁延不愈，时轻时重。诉过去咳嗽时一服我开的中药就有效，这次专程从外地来找我治疗。

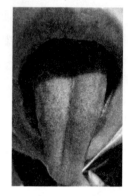

（图1-4-2）

刻诊：阵发性咳嗽，咳黄白相间黏痰，严重时咳得呕吐，阵发性胃脘部胀满，胀满严重时咳嗽也加重，夜间咳嗽无法睡眠，现在是月经后第三天，腹胀痛、乳房胀痛。诉近两年来月经量少，有血块，色暗，经期后腹胀痛、乳房胀痛，一般持续1周左右。无恶寒发热，无头痛身痛。正常初汗，口苦，咽干不渴，纳可，大便可，小便调。唇暗，舌边尖红，舌体稍胖大，苔前部薄白，后白腻稍厚，微干，脉左寸关弦细、尺沉，右寸关动、尺滑。CT示：左上肺感染。

六经脉证辨析：咳嗽，咳痰，咳重时呕吐，胃脘部胀满，又有少腹阵阵胀满，夜间因咳嗽较频无法睡眠，舌体稍胖大，苔前部薄白，后部白腻稍厚，右寸关动、尺滑，CT示：左上肺感染（炎性渗出辨为水饮）。辨为太阴病，中焦胃虚寒饮内阻，气机不畅，气夹饮逆。

乳房胀痛，胃脘部胀满严重时咳嗽也加重，咳重时呕吐，口苦咽干，舌边尖红，脉左寸关弦细，右寸关动，辨为少阳病，三焦郁滞不通，气机升降失调，上焦郁火伤津。

经量少，有血块，色暗，经期后腹胀痛、乳房胀痛，唇暗，脉左寸关弦。辨为气滞血瘀。

口干，大便微干，舌苔后部腻而微干，右尺滑。辨为阳明病，上焦津伤，下焦里微结。

中医诊断：咳嗽，痞满。

六经（病）辨证：太阴少阳阳明合病。气郁证，痰饮证，血瘀证。

核心病机：三焦气滞，气夹饮逆。

治疗：《外台》茯苓饮合四逆散加味。

茯苓30g，南沙参30g，生白术30g，枳壳25g，陈皮30g，前胡20g，赤芍20g，炙甘草20g，桂枝10g，肉桂10g（后下），炒杏仁20g。

7剂，日1剂，水煎，分2次服。嘱：停服抗生素、镇咳药，忌寒凉、辛辣刺激及过于油腻饮食。

治疗思路：该案咳嗽咳痰久治不愈，看似病在肺（CT提示肺部感染），但从所伴随的主症腹部胀满来辨析，主要矛盾是三焦气机郁滞不通，气机升降失常，这个关键病机不解决，一切治疗都是枉然。中医治病要从整体考量，不能只看局部，否则会"一叶障目，不见泰山"（汉·班固《汉书·艺文志·鹖冠子·天则》）。因为有"阵发性胃脘部胀满，胀满严重时咳嗽也加重，咳重时呕吐，右寸关动"等关键脉症，所以，从整体来看，解决难缠的咳嗽咳痰的重点应放在"三焦气滞、气夹饮逆"这个关键主机上。主方用《外台》茯苓饮，正合病机，可通畅三焦气机，降逆化痰除痞（饮气痞结），痞结除则痰自化、咳嗽自止。

《外台》茯苓饮出自《金匮要略·痰饮咳嗽病脉证并治》附方："《外台》茯苓饮，治心胸中有停痰宿水，自吐出水后，心胸间虚，气满不能食，消痰气，令能食。茯苓、人参、白术各三两，枳实二两，橘皮二两半，生姜四两。上六味，水六升，煮取一升八合，分温三服，如人行八九里，进之。"这就是说，心胸中有大量积久之痰饮水气，是胃气虚所致，停多了会启动人体自我防御机制而自吐一部分，吐后伤及津液而心胸间虚，心胸病证涵盖中焦，中焦痰饮气结不通而满，又因气不化津而胃津虚少，此皆损伤胃气而不能食，所以要用茯苓饮温中而除三焦痰水气结。

《外台》茯苓饮中人参补胃气养津液，《本经》谓其"味甘微寒。主补五脏，安精神，定魂魄，止惊悸，除邪气，明目，开心益智""故仲景于汗、吐、下阴伤之证，用之以救津液"（清·陈修园《神农本草经读》）。

茯苓益津除水结，化饮降逆，《本经》谓其"味甘平。主胸胁逆气，忧恚惊邪，恐悸，心下结痛，寒热烦满，咳逆，口焦舌干，利小便……"《别录》谓其"无毒，止消渴，好唾，大腹淋沥，膈中痰水，水肿淋结，开胸腑，调脏气……"

白术健胃消水，《本经》谓其："味苦，温……除热，消食。"《别录》谓其："消痰水，逐皮间风水结肿，除心下急满……益津液，暖胃，消谷。"

枳实消积除痞，《本经》谓其："味苦，寒……除寒热结，止利……利五脏，益气轻身。"《别录》谓其："……主除胸胁淡癖，逐停水，破结实，消胀满、心下急、痞痛、逆气胁风痛，安胃气，止溏泄……"

陈皮（橘皮、橘柚）理气豁痰，《本经》谓其："主胸中瘕热逆气，利水谷，久服去臭，下气通神。"《别录》谓其："无毒。主下气，止呕咳，除膀胱留热，下停水，五淋，利小便，治脾不能消谷，气冲胸中，吐逆，霍乱，止泄……"

生姜温中降逆，发越水气，《本经》论干姜："味辛温。主胸满，咳逆上气，温中止血，出汗，逐风湿痹，肠澼下利。生者尤良。"《别录》论生姜："微温，辛，归五脏，去痰，下气，止呕吐，除风邪寒热。"

人参养胃津、生姜温中化寒水、白术健胃气，以斡旋中焦；枳壳、陈皮除寒热痞结、理气豁痰降逆以降三焦浊邪，茯苓化水为津，并利水气而助升清。此是一首健胃气（津）、消痰水、降逆气、斡旋理顺三焦气机升降的良方，也是一首疏通三焦气机的百搭妙方，据病机可合桂枝汤调和营卫；合小柴胡汤调和枢机；合四逆散疏利气机而除结；合泻心汤除水热互结；合四逆汤回阳救逆等；据病机所需，方药可加桂（肉桂、桂枝）以和营、通阳、行瘀、补中；可加半夏化痰降逆除痞；可加黄芪补虚益胃、养津利水；可加当归活血养血；可加附子温里回阳，祛寒化饮；可加大黄祛瘀除结、推陈致新等。

茯苓饮的核心病机：胃气虚、郁，气夹痰阻饮逆，功能：健胃理气、化痰降逆、消痞除结。

合四逆散以行气消满、通闭止痛，加强疏导三焦气机郁结不通之功。因为四逆散内含枳实芍药散和芍药甘草汤，可除气结，通三焦，养胃气、止腹痛。

《别录》论前胡："味苦，微寒，无毒。主治痰满，胸胁中痞，心腹结气，风头痛，去痰实，下气，治伤寒热，推陈致新，明目，益精。"以柴胡易前胡，主因前胡祛痰下气而主降，针对咳嗽、咳痰等水证，不失经方辨治法度，这是经方活用的一个诀窍。加桂枝乃四逆散方后注之化裁法，桂枝补中通阳、降逆补津。肉桂、桂枝同用，桂枝解表降逆以助止咳，肉桂温里以助化水为津，表里兼顾。

加杏仁为加强降气止咳之效，《本经》论其："主咳逆上气，雷鸣，喉痹，下气，产乳，金创，寒心，奔豚。"水饮血瘀夹气上逆而致的肺系病证等都可以加杏仁。

以沙参易人参，既能补中益肺气、除寒热，还能清肺祛痰，表里虚实同治，《本经》论沙参："味苦，微寒。主血积惊气，除寒热，补中益肺气。"

加肉桂在于加强全方"温生少火"之力，不仅能加强补中解表降逆之功，而且能引诸药到达病所。

二诊：诉服第三剂时胃脘部胀满疼痛和咳嗽咳痰都明显减轻，特别是夜间已经能够安睡，效不更方，上方加砂仁15g，继服7剂。

治疗思路：加砂仁可引气归于下焦，并通过温通斡旋中焦而通畅三焦气机，明代医家倪朱谟《本草汇言》论砂仁："温中和气之药也。若上焦之气梗逆而不下，下焦之气抑遏而不上，中焦之气凝聚而不舒，用砂仁治之，奏效最捷……通畅三焦，温行六腑，暖肺醒脾，养胃养肾，舒达肝胆不顺不平之气。"清代医家郑钦安《医理真传·卷二》论砂仁："能宣中宫一切阴邪，又能纳气归肾。"

三诊：诸症持续好转，上方继服7剂。

四诊：诸症基本消失，嘱停药观察。

后又于每月的月经前1周据证机为患者服用《外台》茯苓饮合四逆散加当归，两个月共服14剂，经后未再腹痛，此乃三焦气机通畅而血无留瘀也。

医案三：肺癌术后咳不停　证变机变方圆融

贾某，女，70岁。2020年7月1日初诊。

主诉：阵发性咳嗽伴胸闷4个月余。

病史： 2018年3月曾因无明显诱因出现持续性干咳、无痰，气短而活动后为甚，在某医科大学附属肿瘤医院诊为"右上肺腺癌""左上肺结核病（增殖型）"，并行右上肺肿物切除术和左上肺结核球切除术，术后复查CT示：右肺术区积液、积气，上部积血，右肺膨胀不全（肺不张），胸腔积液。左肺胸腔少量积液。术后一直服靶向药吉非替尼（易瑞沙）。术后以来，一直咳嗽伴阵发性胸闷，求服中药。

刻诊： 精神极差，阵发性咳嗽伴胸闷气短，动辄甚，咳少量白色黏痰，头蒙，无头痛发热。畏寒怕风，颈背部疼痛不适，纳差，饮食无味，口苦，稍渴，不欲饮水，无咽干，极度乏力，心烦，眠差。夜间2点多醒后辗转难眠，出汗动辄甚，不欲饮水。大便前干后溏，每天一次，小便可，面唇暗，舌暗，舌体稍胖大，苔薄白，裂纹多。脉弦，左寸脉浮细，右寸尺沉。有高血压病、糖尿病史，服西药控制不太理想，血压、血糖都不稳定。

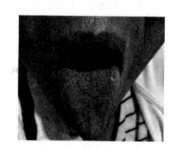

（图1-4-3）

六经脉证辨析： 颈背部疼痛不适，畏寒怕风，动辄汗出，脉寸浮细，舌暗红，苔薄白，辨为少阴病，表虚寒，卫表寒滞，表虚不固。

精神极差，气短，极度乏力，右尺沉，舌苔白，脉细，辨为少阴病，真阳不足。

眠差，夜间2点多醒后辗转难眠，舌暗，脉细，辨为少阴伤营，阳不入阴。

咳嗽，胸闷，头蒙，纳差，饮食无味，大便后溏，舌体胖大，苔薄白，脉沉弦，辨为太阴病，胃虚停饮，水饮上逆。

CT示：胸腔积液，积血（①右上肺肿物切除术后，术区积液、积气略增多。双肺炎症……右肺膨胀不全较前减轻。右肺胸腔积液略增多，其上部积血略吸收。②左上肺结核术后改变：左侧胸腔少量积液），辨为厥阴病，饮夹气逆，上焦水饮、瘀血互结为痞。

心烦，口苦，口干稍渴，大便前干，咳嗽短气。CT示：右肺膨胀不全，辨为肺痿，《金匮要略·肺痿肺痈咳嗽上气病脉证治》："热在上焦者，因咳为肺痿，肺痿之病，何从得之？师曰：或从汗出，或从呕吐，或从消渴，小便利数，或从便难，又被快药下利，重亡津液，故得之。"舌尖边红，苔薄白，裂纹多，脉细，辨为上焦郁热伤津。

唇暗，口苦，稍渴，不欲饮水，CT 示：主动脉硬化，辨为瘀血。

中医诊断：咳嗽（肺癌术后）。

六经（病）辨证：少阴太阴阳明合病，属厥阴。

核心病机：真阳不足，中虚饮逆，上热下寒。

治疗：乌梅丸。

乌梅丸：乌梅 30g，干姜 10g，黄连 12g，当归 6g，蜀椒 6g，桂枝 6g，黄柏 6g，生晒参片 6g，细辛 6g，制附子 6g。

7 剂，日 1 剂。用米汤水煎药，水煎，分 2 次服。嘱：调畅情绪，忌食生冷、辛辣刺激及过于油腻食物。

治疗思路：患者精神极差，脉证示伤及真阳，表里同病，上热下寒、寒热错杂偏于寒，营弱卫（津）虚，胃虚饮逆，阴阳气血升降失和，故用乌梅丸为汤剂，扶真阳而固表、益上焦之气，化饮降逆，养胃补津，调和营卫气血。

乌梅丸为寒热错杂厥阴病方，证候特点：表里、三焦不通或不和。核心病机：胃虚、津血伤而寒热互结逆乱。辨证眼目：厥热往复，上热下寒之症状特征。如口淡不渴或口苦口渴，心烦，胸闷或心慌，失眠，下利或便秘，呕吐，腹满或腹痛，畏寒肢冷，乏力倦怠。脉沉细微弱，或洪数，或弦，或沉而无力。某些症状凌晨 3:00～5:00 定时加重。方药功能：调和阴阳营卫，温中补津血，清热解表，化饮降逆。

二诊：服后精神状况好转，活动有力，颈背部疼痛不适和汗出减轻，畏寒怕风消失，继服原方 7 剂。

三诊：畏寒怕风，颈背部疼痛不适基本消失，睡眠好转，但仍汗出，动辄加重，咳嗽、胸闷，动辄气喘，口苦，咽干，心烦，面唇暗，舌暗，舌体稍胖大，苔薄白，裂纹多。脉弦，左寸浮细，右寸尺沉。

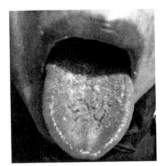

（图 1-4-4）

六经脉证辨析：动辄汗出重，脉寸浮细，舌暗红，苔薄白，辨为中风，表虚不固。

心烦，咳嗽，短气，口苦，咽干，心烦，舌边尖红，苔薄白，裂纹多，脉弦细。CT示：右肺膨胀不全（肺不张，肺痿），辨为少阳病，上焦郁火伤津。

心烦，大便前干，舌边尖红，苔中裂纹较多，脉细，辨为阳明病热伤津液。

里证：咳嗽，咳少量黏痰，胸闷，头蒙，纳差，大便后溏，口苦稍渴不欲饮水，唇暗，舌暗，舌体胖大，苔薄白，脉沉弦，辨为太阴病，胃虚停饮，水饮上逆，血瘀证。

CT示：胸腔积液，积血（①右上肺肿物切除术后，术区积液、积气略增多。双肺炎症……右肺膨胀不全较前减轻。右肺胸腔积液略增多，其上部积血略吸收。②左上肺结核术后改变：左侧胸腔少量积液），辨为厥阴病，饮夹气逆，上焦水饮瘀血互结为痞。

六经（病）辨证：少阳太阴阳明合病，属厥阴。

核心病机：胃气虚而三焦不利，水饮夹气上逆，郁热伤津及营血。

治疗：《千金》竹叶前胡汤。

前胡20g，姜半夏20g，黄芩15g，党参15g，桂枝10g，肉桂10g（后下），赤芍15g，炙甘草15g，当归20g，竹叶30g，生姜30g（切片），大枣8枚（去核）。

7剂，日1剂。水煎，分2次服。医嘱同前。

治疗思路：从脉证辨，虽仍表里同病，虚实寒热错杂，但已经呈现阴证转阳，里证出表趋势，但仍咳嗽胸闷为主症，厥阴病偏于水证，核心病机在于三焦气机不利，阴阳营卫不和。证变机变方亦变，主方改用《千金》竹叶前胡汤以调和阴阳气机，化饮降逆养胃气补津血。

四诊：咳嗽胸闷诸症明显减轻，上方加麦冬30g，黄芪60g，继服28剂（去南方度假带药），嘱其每服7剂休息1周。

五诊：诸症持续好转，原方黄芪加至90g，又开15剂。

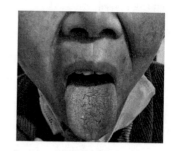

（图1-4-5）

六诊：2020 年 5 月 9 日从原做手术医院复查后诉，已基本无咳嗽胸闷等症状，精神状况良好，复查一切基本正常。原经治医院的医生、护士都认为恢复非常理想。上方又开 15 剂，嘱服后暂停服药，生活饮食调适。

治疗思路：此后一直以《千金》竹叶前胡汤为主干，稍作加味继续治疗，如加麦冬清阳明、养胃津、通胃络以除三焦结气。《本经》论麦冬："味甘平。主心腹结气，伤中伤饱，胃络脉绝，羸瘦短气。久服轻身，不老不饥。"加黄芪温中益津补虚，《本经》论黄芪："味甘，微温。主痈疽久败疮，排脓止痛，大风癞疾，五痔鼠瘘，补虚，小儿百病。"《别录》论黄芪："无毒。主治妇人子脏风邪气，逐五脏间恶血，补丈夫虚损，五劳羸瘦，止渴，腹痛泄利，益气，利阴气。"黄芪不仅主大风而解外（表），而且养胃气津液、除水饮浊邪，治痈疽久败疮疡，恶性肿瘤实际上就是一种瘀血痰浊互结久聚的类似痈疽的癥瘕积聚，多有用黄芪的脉证。

患者断续服药近 6 个月，各项检查指标良好，无任何毒副作用表现，身体状况向好，面色愈加红润，食欲增加，体重由术后的 52kg 增加至 61kg。血糖血压亦均稳定。

医案四：乳腺切除上肢肿　麻黄加术合五苓

高某，女，60 岁，2021 年 6 月 4 日初诊。

主诉：左乳腺癌行手术切除后左前臂水肿 3 个月。

病史：半年前因左乳腺癌行手术切除并化疗。3 个月来出现左前臂凹陷性水肿，并伴右侧乳房胀痛（右侧乳腺增生）。咨询手术医院，回复乳腺癌可能侵犯了淋巴管，引起上肢淋巴水肿，服抗生素及用硫酸镁进行热敷等多方治疗无效，求治。

刻诊：左前臂凹陷性肿胀不适，其他部位无水肿，喉中有痰，每天晨起咯痰较多，白色痰，右前胸和乳房胀痛，时轻时重，易郁闷生气，无咳嗽，无口苦咽干口渴，无心烦，怕冷，天热也不敢待在空调房间，汗出少，无头晕、头痛、身痛，纳可，二便可。舌暗，胖大无齿痕，苔薄白，微水滑，舌苔的上半部分稍厚。脉左关尺沉弦，右寸关微浮紧、尺沉。

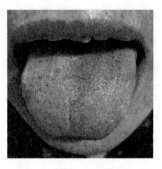
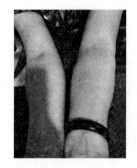

（图1-4-6）　　　　　　　　（图1-4-7）

六经脉证辨析：左前臂凹陷性肿胀不适，喉中有白色痰，晨起咯痰较多，舌暗胖大，苔薄白，微水滑，辨为太阴病，胃虚痰饮上逆，气结水滞。

左前臂凹陷性肿胀不适，怕冷，舌暗胖大，苔薄白，微水滑，右寸关微浮紧、尺沉，辨为少阴表湿。

右前胸和乳房胀痛，时轻时重，易郁闷生气。脉左关尺沉弦，辨为气机郁滞。

中医诊断：水肿（乳腺癌术后臂肿）。

六经（病）辨证：太阴少阴合病。郁证，痰湿证。

中医诊断：乳腺癌术后臂肿。

核心病机：胃虚气结，水停上逆，寒湿痹表。

治疗：麻黄加术汤合五苓散加味。

黑顺片15g，麻黄15g，肉桂15g（后下），杏仁15g，炙甘草10g，生白术20g，茯苓30g，猪苓15g，泽泻30g。

7剂，日1剂。水煎1小时（只煎1次），分3次服。嘱：调节情绪，忌吹空调、电扇，忌寒凉、辛辣刺激及过于油腻饮食。

治疗思路：西医学认为，乳腺癌乳腺切除时，将腋窝的淋巴结、淋巴管和淋巴组织清扫后，上肢的淋巴回流障碍会引起上肢的水肿，西医对这种情况没有什么好办法，但中医可以辨证施治。该案乳腺癌术后臂肿，属于表湿的范畴，也是四饮之一的"溢饮"，如《金匮要略·痰饮咳嗽病脉证并治》第2条所说："饮水流行，归于四肢，当汗出而不汗出，身体疼重，谓之溢饮。"该案患者少阴寒证与太阴湿饮并病，上肢不仅肿胀，而且还伴有右前胸和乳房胀痛的气郁证候。所以治之不仅要强力祛寒除湿，还要通畅上焦气机而解郁，因此主方疏麻黄加术汤逐湿利水、化水饮为津液，同时宣肺解郁，即宣通上焦以疏导气机。

《素问·至真要大论》说："诸气膹郁，皆属于肺"，诸气与上焦肺存在着动态平衡关系，膹郁就是胸中逆满、痞闷不适。肺主气、司呼吸、主肃降，多种原因可致肺肃降无权，气逆上焦，结于胸中而出现胸部塞闷、呼吸急促等症，此皆可通过宣肺透表而治。气机郁滞并非仅局限于肝，肝气郁结，还应考虑肺气郁闭的问题，所以不能一见气郁就用柴胡类方，不要固化思维，要拓宽临证思路，圆通用方。

此证的治疗关键在于解表郁、表滞、健胃气而疏导气机升降、除郁消水。经方医学的治疗大法就是通闭解结，而通闭解结的三大原则就是保胃气、存津液、调气机，即调节阴阳气机的升降出入，因为升降出入，无器不有，此证须调气机而解郁，麻黄类方可担此任。

我们对于麻黄汤的认识要拓宽思路，《本经》论麻黄："味苦温。主中风，伤寒，头痛，温疟，发表出汗，去邪热气，止咳逆上气，除寒热，破癥坚积聚。"《别录》论麻黄："微温，无毒，主治五脏邪气缓急，风胁痛，字乳余疾。止好唾，通腠理，疏伤寒头痛，解肌，泄邪恶气，消赤黑斑毒。"张锡纯在《医学衷中参西录》中论麻黄："麻黄味微苦，性温，为发汗之主药，于全身之脏腑经络，莫不透达。其破癥瘕积聚者，以其能透出皮肤毛孔之外，又能深入积痰凝血之中，而消坚化瘀之药可偕之以奏效也。善利小便，不但走太阳之经，兼能入太阳之府，更能由太阳而及于少阴。"

由上论述可见，麻黄辛苦温而质轻，可表可里、可上可下、可升可降、可解郁、可逐瘀、可利水，临证可广而用之。以麻黄为主药的麻黄汤证的核心病机为营卫郁闭，水溢血瘀，气机膹郁。麻黄汤功在发表透邪、破瘀逐水、通痹止痛、通窍醒神、降气疏郁。

麻黄加术汤是治疗太阳伤寒夹太阴湿证的良方，出自《金匮要略·痓湿暍病脉证》第20条："湿家身烦痛，可与麻黄加术汤发其汗为宜，慎不可以火攻之。"这条用麻黄加术汤一是治表，二是加用大量白术健胃除湿化津，表里同治。

该案是乳腺癌术后臂肿，兼夹气机膹郁，所以麻黄加术汤正对病机。五苓散功在养胃健运，通阳化气散结，利水生津，表里双解。可辨治胃虚而表里、三焦气结水停、气不化津诸证。

《本经》论附子："味辛温。主风寒咳逆邪气，温中，金创，破癥坚积聚，血瘕，寒湿，痿躄拘挛，脚痛，不能行步。"附子为强力祛寒通脉、逐瘀祛湿之药，加之则扶阳温中、祛寒化水之功增强。

二诊：诉药后精神好转，左前臂水肿明显减轻，右前胸和乳房胀痛基本消失，上方不变，继服 14 剂，诸症消失。

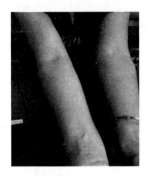

（图 1-4-8）

第二章

经方临证抓根本　六经主机是核心

第一节　三阴三阳六经调控机制的思考

人体是一个精密而复杂的、智慧的有机生命系统，这个生命系统有着强大的自我调控和修复体系，这个体系的核心就是"阴阳自和机制"，正如《伤寒论》第 58 条所说："凡病若发汗、若吐、若下、若亡血、亡津液，阴阳自和者，必自愈。"在生理情况下，阴阳自和机制不仅能维持着人身表里（内外）环境的阴阳动态平衡，也能使人体在患病后，或已经有慢性病证的病理状态下进行自我修复，或借助于治疗而修复至一定层次的阴阳动态平衡。在病理情况下，人体一旦发病，阴阳气机升降出入的状态就会发生逆乱，从而触发和启动人体自我调控和修复机制，即"阴阳自和机制"来调控和修复，以达"阴阳自和"而愈病。

人身阴阳涵盖营卫（津）气血，营卫（津）气血互生互化，濡养着五脏六腑、四肢百骸。机体在生理时，处于一阴一阳的动态平衡之中，为阴阳相抱、阴阳互根、阴中有阳、阳中有阴、阴升阳降、阴阳气机升降出入协调有序运行的和谐状态。这种状态的动态平衡是为生机，表现于内外的现象就是人体的精、气、神充沛，即"五脏元真通畅，人即安和"（《金匮要略·脏腑经络先后病脉证》）。机体在病理时，处于三阴三阳不同阶段和层次的动态失衡之中，为阴阳气机升降出入无序运行（不通或逆乱）的不和谐状态，这种状态的动态失衡是为病机，表现于内外的现象就是人体的精、气、神不足，"虚羸少气"（《伤寒论》第 397 条》），"阳病十八……头痛、项、腰、脊、臂、脚掣痛。阴病十八……咳、上气、喘、哕、咽、肠鸣、胀满、心痛、拘急……人又有六微，微有十八病，合为一百八病，五劳、七伤、六极、妇人三十六病"（《金匮要略·脏腑经络先后病脉证》）。

原则上来说，很多症状如发热恶寒、头痛身痛、眩晕、出汗或无汗、胸满胁痛、咳嗽咳痰、呕吐泄泻、便秘等，也就是上述所说的"阳病十八""阴病十八"等，都是机体患病后在努力启动自我调控修复机制时的警示信号和外在表现。如果正气较强，或病情较轻，通常可以自愈；如果正气较虚，或病情较重，超出了人体阴阳自和机制的调平能力，就要求我们明辨阴阳、审证察机，用最适合的治疗来帮助机体扶正祛邪，或祛邪扶正，最大限度地帮助和恢复人体的自我调控和修复机制以愈病。

人体自和调控机制是大自然赋予人体的自洽而又灵动的生命修复体系，特别是张仲景创立的三阴三阳六病脉证并治体系，很清晰地解读了这个机制整体运行的普遍性和特殊性规律。

一、三阴三阳"六经"的实质和意义

三阴三阳之"六经"实际上是"六病"，其实质就是三阴三阳"六法"。《伤寒论》三阴三阳各篇的篇首均题为"辨某某病脉证并治"，这个"病脉证"，就是某一个病证的大系列、大框架。人体生理上分阴阳，但都是相对的，如表为阳、里为阴；体表、肌肤、四肢、百骸、筋骨属阳，内脏属阴；内里腑为阳，脏为阴；上焦属阳，中、下焦属阴；身体前面为阴，背面为阳等。而病理上有三阴三阳"六病"，即三阴三阳六大病脉证系列，这是医圣张仲景对经方医学辨治学说的独创。这个"六病"实际上就是人体阴阳六大类病证系列的集合，涵盖了三阴三阳病、脉、证、病机、证机传变与转化以及方证、药症辨治法度的七大层次，这"七大层次"可以概括为"六法"。

从仲景原意可悟，"辨某某病脉证并治"，这个"病脉证"就是一个综合辨证施治的法度。所谓"法度"就是规范、规矩，六经之"经"，非经络之"经"，《说文解字·纟部》说："经，织从（纵）丝也。从'糸''巠'声。"由于经线是编织的枢纽、关键，"经"就引申为常行的义理、准则。《吕氏春秋·察传》云："辞多类非而是，多类是而非。是非之经，不可不分。"高诱注："经，理也。"《易经·上经》陆德明释文："经者，法也。"

本书中凡是涉及三阴三阳"六经"一语者，绝不可理解为经络的概念的"六经"，而应理解为"六病"或"六法"，为什么理解为"六法"呢？"六法"理念可圆满涵盖三阴三阳病、脉、证、病机、证机传变与转化以及方证、药症辨治法度这七大层次，《伤寒》"六经"不仅指六病，更重要的是涵盖"病脉证并治"的辨治法度，这个辨治，必然有各层次的病机指导。

将六经称之为"六法",能透彻理解"病脉证病机"的整体辨治法度体系,是符合仲圣思维的,屡经临证检验,也是卓有成效的。

《伤寒论》条文虽简约,但蕴含病机于内;方证虽直观,但法度森严;治疗虽简略,但配伍严谨,可以说六经就是三阴三阳六大辨治的法度(准则),正如《千金要方·校订〈备急千金要方〉后序》所云:"张仲景书今尚存于世,得以迹其为法……信其百世可行之法也。"

通常我们所理解的"三阴三阳""六经",最早源自《素问·热论》的经络理论,自宋代医家朱肱在《南阳活人书》中以经络立论,首创《伤寒论》"传足不传手"之说,以"足六经"来解读《伤寒论》的六经病证发生与演变的机理后,后世将三阴三阳称之为"六经"一词沿袭至今,这虽对羽翼《伤寒论》的解读有一定的贡献,但这个学说对后世正本清源学用《伤寒》经方医学有一定的误导。因为仅用经络理论解读《伤寒论》三阴三阳"六病"理法是不准确、不究竟的,影响了医者对《伤寒论》经方辨治法度的准确理解和应用,所以自古有"经方之难精,由来尚矣"(唐·孙思邈《备急千金要方·大医精诚第二》)之叹。

但因历代至今已经约定俗成地将三阴三阳六病以"六经"来称谓,思维习惯根深蒂固,人们一说"六经",都知道是《伤寒》的六病辨证,所以,我们还可称之为"六经辨证"。但作为经方医学辨治指导的"六经",我们的思维程式和辨治构架上必须厘清思路,明白经方医学这个"六经"之"经"不是经络之"经",而是"六病",更应该理解为"六法",即人体阴阳六大类病证系列、七大辨证层次的辨治法度。

二、太阳病与少阴病

太阳、少阴病同属表病(少阴还有里病层面),实则太阳,虚则少阴。

太阳病为表阳证(表热实证),太阳病之实为正胜邪实,可分为绝对表热实证(麻黄汤证)和相对表热实证(桂枝汤证)。都表现为"脉浮、头项强痛而恶寒"(《伤寒论》第1条),而麻黄汤证有"或已发热,或未发热,必恶寒,体痛,呕逆"(《伤寒论》第3条),桂枝汤证有"汗自出,啬啬恶寒,淅淅恶风,翕翕发热,鼻鸣干呕"(《伤寒论》第12条)、"头痛,发热，汗出，恶风"(《伤寒论》第 13 条)等。太阳病一旦发病，机体会启动卫津趋表以自和（自我修复），如果病邪较轻，则可自愈。如果病邪较重，就须依脉证病机层次，助以麻黄汤或桂枝汤等攻表、微汗、散邪来治疗。如误汗、误吐、误下等失治或误治而成坏病，则须"观其脉证，知犯何逆，随证治之"(《伤寒论》第 16 条)。

少阴病为表阴证（表虚寒证），少阴病之虚为正虚寒盛，可分为表、里两个层次的寒证。表虚为表虚寒证（桂枝加附子汤证）、表实寒证（麻黄细辛附子汤证），都表现为"脉微细，但欲寐"(《伤寒论》第 281 条)，麻黄细辛附子汤证有"反发热，脉沉"(《伤寒论》第 301 条)等症状，桂枝加附子汤证有"发汗，遂漏不止，其人恶风、小便难，四肢微急，难以屈伸"(《伤寒论》第 20 条)等症状。一旦发病，机体会启动营（阴）卫（阳）趋表、扶正祛寒而自调，但因机能沉衰，须依脉证病机层次，助以麻黄附子细辛汤、麻黄附子甘草汤、桂枝加附子汤、桂枝去芍药加麻黄细辛附子汤等扶阳祛邪。里虚为真阳虚衰寒凝证，须依脉证病机层次，助以四逆汤、通脉四逆汤、干姜附子汤、白通汤等破阴回阳救逆。

三、阳明病与太阴病

阳明、太阴病同属里病，实则阳明，虚则太阴。

阳明病为里阳证（里热实证），阳明病之实为正胜邪实，可分为阳明里热（外证）证（白虎汤证、白虎加人参汤证、栀子豉汤类证等）和阳明里实证（承气汤、陷胸汤类证）。多表现为"身热，汗自出，不恶寒，反恶热"(《伤寒论》第 182 条)、"胃气不和，谵语"(《伤寒论》第 29 条)、"胃中燥烦实，大便难"(《伤寒论》第 179 条)、"但发潮热，手足漐漐汗出，大便难而谵语"(《伤寒论》第 220 条)、"心下痛，按之石硬"(《伤寒论》第 135 条)、"从心下至少腹硬满而痛"(《伤寒论》第 137 条)等症状。一旦发病，机体会启动胃气攻里除热以自和（自我修复），如果症状较轻，则可自愈。如果症状较重，须依脉证病机层次，助以白虎汤或白虎加人参汤清热生津，或调胃承气汤、小承气汤、大承气汤、大陷胸汤、小陷胸汤等泄热、除结、攻里、保津。

太阴病为里阴证（里虚寒证），太阴病之虚为中虚寒（饮）盛（四逆汤证或理中汤证）。多表现为"腹满而吐食不下，自利益甚，时腹自痛"（《伤寒论》第273条）、"自利不渴者，属太阴，以其脏有寒"（《伤寒论》第277条）、"胁下逆抢心"（《金匮要略·胸痹心痛短气病脉证治》第5条）等症状。一旦发病，机体会启动胃气自和机制以自和（自我修复）。如果症状较轻，则可自愈。如果症状较重，须依脉证病机层次，助以理中汤或四逆汤温中祛寒化饮。

四、少阳病与厥阴病

少阳、厥阴病同属半表半里病，偏实而寒热错杂则少阳，偏虚而寒热互结则厥阴。

少阳病为半表半里阳（实）证，为半在里半在外，偏于表里、三焦气郁（枢机不利），为虚实夹杂、寒热往来偏于阳，多表现为"口苦，咽干，目眩"（《伤寒论》第263条）、"脉弦细，头痛发热"（《伤寒论》第265条）、"往来寒热，胸胁苦满，默默不欲饮食，心烦喜呕"（《伤寒论》第96条）、"邪高痛下，故使呕也"（《伤寒论》第97条）、"两耳无所闻，目赤，胸中满而烦"等症状。一旦发病，机体会启动表里、三焦气机调畅机制以自和（自我修复）。如果症状较轻，则可自愈。如果症状较重，须依脉证病机层次，助以小柴胡汤及类方条达枢机，沟通调和太阳、阳明表里的阴阳气机（营血）、升降出入，达到"上焦得通，津液得下，胃气因和……而解"（《伤寒论》第230条）。

厥阴病为半表半里阴（虚）证，为半在上半在下，偏于表里、三焦血（营）郁（瘀），虚实夹杂、厥热往复偏于阴（阴阳气不相顺接），多表现为"消渴，气上撞心，心中疼热，饥而不欲食，食则吐蛔，下之利不止"（《伤寒论》第326条）、"病者静，而复时烦"（《伤寒论》第338条）、"胸胁满微结，小便不利，渴而不呕，但头汗出，往来寒热，心烦"（《伤寒论》第147条）、"谷不化，腹中雷鸣，心下痞硬而满，干呕心烦不得安……胃中虚，客气上逆"（《伤寒论》第158条）、"呕而肠鸣心下痞"（《金匮要略·呕吐哕下利病脉证并治》第10条）、"阴阳气不相顺接……手足逆冷"

（《伤寒论》第337条）、"手足厥逆，下部脉不至，喉咽不利，吐脓血，泄利不止"（《伤寒论》第357条）、"手足厥逆，脉微欲绝"（《伤寒论》第351条）、"先厥，后发热而利"（《伤寒论》第334条）、"下利清谷，里寒外热"（《伤寒论》第370条）、"下利清谷，里寒外热，手足厥逆，脉微欲绝，身反不恶寒，其人面色赤，或腹痛，或干呕，或咽痛，或利止脉不出"（《伤寒论》第317条）等。一旦发病，机体会启动燮理中焦、调和寒热机制以自和（自我修复），如果症状较轻，则可自愈。如果症状较重，须依脉证病机层次，助以乌梅丸或柴胡桂枝干姜汤、或麻黄升麻汤、或半夏泻心汤、甘草泻心汤，或当归四逆汤，或通脉四逆汤等治疗，沟通调和少阴、太阴表里、上下的阴阳气血，并通过少阳来沟通调和全身阴阳气血。

第二节　抓主机的思考

经方医学辨证，很多医家主张抓"主症"，但我经长期临证实践，认为依据主症抓"主机"来施方更加准确，抓"主机"就是抓"核心病机"。经方医学辨治病证，要学会准确抓"核心病机"（主机）的辨治理念。这就是依据三阴三阳脉证病机层次而施方。可以说"抓主机"是辨证的核心，是最准确的用方理念。"抓主机"的好处，一是能够拓宽用方范围，因为很多病都可以出现一些相同的症状，而"抓主机"不必囿于某个病或某个证，只要抓住这个病所出现主症的核心病机，就可以施方；二是能够比较准确地找准病机靶点，从阴阳气机升降出入的整体着手施方。

《伤寒论》虽然没有明确指出"病机"这一说法，但每个条文中都隐含有病机，就看我们读书是否深入思考了。

如《伤寒论》第58条"凡病若发汗，若吐、若下、若亡血、亡津液，阴阳自和者，必自愈"中的"亡血、亡津液"，就是误汗、吐、下所致之津血伤耗的病机。

《伤寒论》第11条"病人身大热，反欲得衣者，热在皮肤，寒在骨髓也；身大寒，反不欲近衣者，寒在皮肤，热在骨髓也"中的"热在皮肤，寒在骨髓……寒在皮肤，热在骨髓"，就是病证真寒假热和真热假寒的病机。

《伤寒论》第100条"伤寒阳脉涩，阴脉弦，法当腹中急痛，先与小建中汤，不差者，小柴胡汤主之"中的"阳脉涩，阴脉弦"，脉浮取艰涩而不畅，就是表位津血不足的病机；脉沉取弦而较紧张，就是半表半里或里位气机不利、津血痹阻或兼夹痰饮阻滞的病机。

《伤寒论》第97条"血弱气尽，腠理开，邪气因入，与正气相搏，结于胁下，正邪分争，往来寒热，休作有时，默默不欲饮食。脏腑相连，其痛必下，邪高痛下，故使呕也。小柴胡汤主之"中的"血弱气尽，腠理开"，就是指少阳病血弱津虚的病机。

《金匮要略·产后病脉证治》："产妇郁冒，其脉微弱，不能食，大便反坚，但头汗出，所以然者，血虚而厥，厥而必冒。冒家欲解，必大汗出。以血虚下厥，孤阳上出，故头汗出。所以产妇喜汗出者，亡阴血虚，阳气独盛，故当汗出，阴阳乃复。大便坚，呕不能食，小柴胡汤主之。"其中"脉微弱……血虚而厥……血虚下厥，孤阳上出……亡阴血虚，阳气独盛……"就是津血亏虚，不达四末而手足厥冷，或为阴血亏虚、孤阳（津液）无所附着，而上越到头部导致汗出的病机。

所以，我们读书时，要学会悟透条文中的病机；临证时，须宏观考量，整体思辨，把握"宏观病机"，即依据脉证，考量全方位的病位、病性、病机。但最重要也是最简捷的方法就是要有"核心病机"的思维，即在"宏观病机"中直取核心病机，简称"抓主机"，也就是抓主要矛盾、抓纲，纲举而目张，再依据核心病机靶点来施方。

如病邪为痰饮，在不同脏腑病位都有不同的临床表现，"在肺则咳，在胃则呕，在头则眩，在心则悸，在背则冷，在胁则胀，其变不可胜穷也"（清·汪昂《医方集解》）。这些证的"主机"都是"痰饮上逆"，我们临证只需抓住这一"主机"，就可以选择最适合的化饮降逆之方，如都可用一个主方"茯苓泽泻汤"，可用原方，也可据主症加几味对症的药，但加药不可过多，否则会打偏经方作用靶点，或打乱经方作用的格局。

"茯苓泽泻汤"出自《金匮要略·呕吐哕下利病脉证治》："胃反，吐而渴欲饮水者，茯苓泽泻汤主之。茯苓半斤，泽泻四两，甘草二两，桂枝二两，白术三两，生姜四两（《外台》治消渴脉绝，胃反吐食之者，有小麦一升）。"该方能治胃反，提示本条方证为胃气虚损较甚，胃虚不制而水饮上逆较重，而且因吐伤津而口渴欲饮，其核心病机是胃气虚而饮气上逆，治法为温中化饮降逆。从药物配伍看，该方表里同治，既可透表发越，又能温中降逆，既可化气生津，又能化饮（痰）养胃。痰饮除，逆气降，则呕、咳、眩、悸、胀等诸证皆可得消，该方用途甚广，其变不可胜穷。一方可辨治多病，这就是一种"抓主机"的思维模式，掌握熟练了这个思维模式，不仅能有效而准确地应用经方，而且能拓宽经方的应用范围，大幅度提升疗效。

第三节 医 案

医案五：头晕气喘少腹痛　泻心汤转小建中

孙某，男，30岁。2020年10月23日初诊。

主诉：头晕、气喘伴胃胀满1月余。

病史：患者有胃炎病史，嗜烟酒。1个多月前由不明原因感到头蒙，动辄气喘，每天感到心下胃脘部胀满，饭后嗝气较频，阵发性小腹痛，去医院查碳14呼气试验示：$189dpm/mmolCO_2$（阳性），胃镜示：非萎缩性浅表性胃炎。胸部DR示：双肺纹理增粗。颅部CT示：无明显异常。服多种中西药无明显疗效，求服中药。

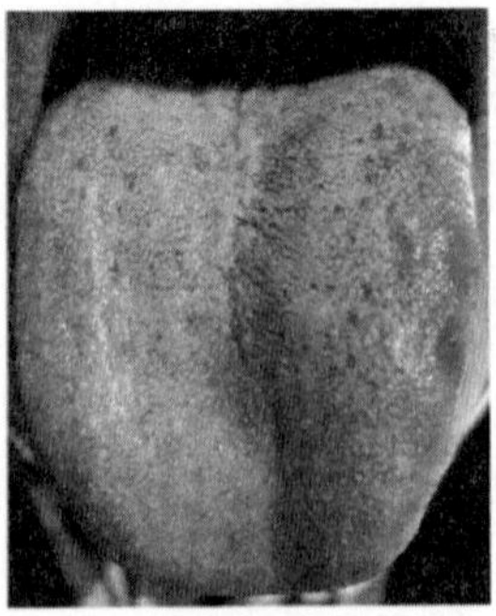

刻诊：头蒙晕，头沉，自诉头脑不清醒，动辄气喘，无咳嗽咳痰，心下胃脘部胀满，饭后嗝气较频，阵发性小腹痛，无心慌，无头痛，出汗较多，纳差，口臭，口干苦，无咽干，无口渴。大便黏，可以排出，每天1次。小便频，有尿不净感，唇暗，舌体胖大，舌下青筋暴露，苔中后部稍腻，脉弦，左滑，右寸关沉。

（图2-3-1）

六经脉证辨析：头蒙晕，头沉，头脑不清醒，动辄气喘，纳差，胃胀满，饭后嗝气较频，阵发性小腹痛，小便频，有尿不净感，唇暗，舌体胖大，舌下青筋暴露，苔中后部稍腻，脉弦，右寸关沉，为太阴胃虚，中不制下，下焦饮气逆乱，瘀血。

口臭，口干苦，大便黏，苔中后部稍腻，脉弦，左滑，右寸关沉，为阳明水热互结。

出汗较多，为表虚中风证。六经皆有中风。

中医诊断：眩晕，痞满。

六经（病）辨证：厥阴病，痞证，瘀证，痰饮证。

核心病机：胃虚水热互结于中焦，气夹饮逆。

治疗：生姜泻心汤合《千金》半夏汤。

半夏20g，黄芩15g，炙甘草15g，党参15g，干姜5g，生姜20g（切片），黄连5g，桂枝10g，肉桂5g（后下），陈皮30g，大枣6枚（擘）。

7剂，日1剂，水煎分2次服。嘱：服药期间戒烟戒酒，忌辛辣刺激、油腻及生冷饮食。

治疗思路：该案一诊有头蒙晕、头沉、气喘，病位虽在上焦，但病的关键在中焦枢纽。水热互结，阴阳气机升降失常，升降逆反，不仅水热互结兼表虚，而且夹杂气结，所以方选生姜泻心汤辛开苦降，发越水气，表里双解。因为生姜泻心汤的证机要点为胃不和、水热互结而三焦气机失和、升降逆反，兼夹表证。治疗寒热错杂的三个泻心汤中唯有生姜泻心汤有解表功能。

合方《千金》半夏汤，其出自《备急千金要方·卷十七·积气第五》："治逆气，心腹满，气上，胸胁痛，寒冷，心腹痛，呕逆及吐，不下食，忧气结聚。半夏汤方：半夏一升，生姜、桂心各五两，橘皮四两……亦治霍乱后吐逆腹痛。"半夏汤证主机（核心病机）：胃虚而气结气逆。功能：降逆除结通腑。《本经》论橘皮："味辛温。主胸中瘕热逆气，利水谷，久服，去臭，下气通神。"陈皮这味药理气去痰饮，既可通胸中痞塞及胃肠道痞满，又可降阳明气逆，理气而不伤正。

二诊：头蒙晕、头沉、胃胀满、饭后嗝气、尿频等症状明显减轻，仍然动辄气喘、出汗较多、阵发性小腹痛，但有所减轻，口臭消失，食欲有改善，口干，无咽干，口渴欲饮，常服温水，大便比前偏干，每天 1 次。唇暗，舌体胖大，舌下青筋暴露，苔红，苔薄黄，左寸关浮滑，右寸关弦尺沉。

六经脉证辨析：头蒙晕，头沉，头脑不清醒，动辄气喘，纳差，胃胀满，饭后嗝气较频，阵发性小腹痛，小便频，有尿不净感，唇暗，舌体胖大，舌下青筋暴露，上述症状虽然明显减轻，但仍然存在，辨为太阴胃虚，中不制下，下焦饮气逆乱，瘀血证。

口干，大便偏干，苔薄黄，脉左寸关浮滑，为阳明热郁上焦，下焦微结。

出汗较多，为表虚中风证。

中医诊断：眩晕，痞满。

六经（病）辨证：太阴（中风）阳明合病。

核心病机：中虚津伤，表虚血痹。

治疗：小建中汤合桂枝加厚朴杏子汤。

桂枝 20g，赤芍 20g，生白芍 20g，炙甘草 15g，厚朴 30g，炒杏仁 15g，生姜 30g（切片），大枣 6 枚（切开），蜂蜜 60g（化入）。

7 剂，日 1 剂，水煎，分两次服。

治疗思路：小建中汤证核心病机是中虚而表、里津伤，血燥、血结。所以主方选小建中汤，合桂枝加厚朴杏子汤并非仅用于治疗太阴水饮上逆之喘，还能截断表邪初陷阳明的微结。桂枝加厚朴杏子汤证机要点为：表虚寒有汗，饮气上逆，与阳明微热互结。《本经》论厚朴："苦温，主中风，伤寒，头痛寒热，惊悸气，血痹，死肌，去三虫。"厚朴降逆气、消痰饮，是基于"惊悸气"一症而来的，因为惊悸多为气夹水饮上逆而致，水一般趋于下流，之所以上逆，多是伴随浊气而致。厚朴可以温中降气消痰，所以就能治疗咳喘。

《本经》论杏仁："主咳逆上气，雷鸣，喉痹，下气，产乳，金创，寒心奔豚。"杏仁主痰喘，降肺气，止咳平喘，也可治疗奔豚气。

小建中汤及建中类方的认识、理解和应用：

《金匮要略·血痹虚劳病脉证并治》说："虚劳里急，悸，衄，腹中痛，梦失精，四肢酸痛，手足烦热，咽干口燥，小建中汤主之。"仲景有小建中汤、大建中汤、黄芪建中汤。什么叫建中？《广雅》释字义："建，立也。"清代医家王子接在《绛雪园古方选注·卷上》说："建中者，建中气也。"建中就是建立（振奋养护）中焦胃气，重在养护胃津。因为建中汤类方多有饴糖，《别录》说饴糖："主补虚乏，止渴，去血。"《吕氏春秋·季春》说饴糖"振乏绝"。清代医家黄元御《长沙药解》中说饴糖："补脾精，化胃气，生津，养血，缓里急，止腹痛。"

胃气为后天之本，功能在于受纳、腐熟、运化水谷，靠真阳（先天之本）推动，不可寒，寒凝气滞会伤及胃阳，使其失于气化功能；亦不可热，热耗津液会伤及胃津，使其失于濡养功能。"建中"之主旨在于建立中焦胃气之本，振奋中焦，养护胃津、温健胃气，使后天之本不绝，有一分胃气，便有一分生机。所以建中汤类方核心病机偏重于虚、闭、结、逆。虚，包括胃津虚和胃虚寒，胃津虚、表虚可用小建中汤或黄芪建中汤，胃虚寒可用大建中汤；闭，包括表闭和血痹，可用小建中汤；结，包括血结和寒结，血结可用小建中汤或黄芪建中汤，寒饮凝结可用大建中汤；逆，包括火逆和气逆，火逆可用小建中汤，气逆可用大建中汤。小建中汤证病机：中风、津虚、血燥、血结，寒热错杂偏于热证。

小建中汤功能为：调和阴阳营卫，主在清热养津血。因为教科书认为"小建中汤偏于甘温，辨证当以阳虚为主……本证阴阳两虚而偏于阳虚……临床广泛用于多种消化系统虚弱性病证……属虚寒者"，所以使不少医者在应用小建中汤和黄芪建中汤时存在认识误区，而常在脾胃虚寒证中滥用小建中汤，以致会病不解或病情加重，因为小建中汤芍药用到六两，倍于桂枝剂量，这就不能将小建中汤证理解为虚寒证。方中芍药为寒凉药，《本经》论芍药："味苦平。主邪气腹痛，除血痹，破坚积寒热，疝瘕，止痛，利小便，益气……《吴普》曰：芍药，神农苦，桐君甘，无毒，岐伯咸。李氏小寒，雷公酸。"《别录》论芍药："味酸，微寒……散恶血，逐贼血……利膀胱、大小肠……"芍药实际上为味苦、小寒、酸性的药，有攻下作用。仲景将芍药与大黄并列为攻逐药，太阴病不论腹痛还是腹满，都是不可以用的，如《伤寒论》第280条说："太阴为病，脉弱，其人续自便利，设当行大黄芍药者，宜减之，以其人胃气弱，易动故也。"这就是说芍药和大黄一样都是攻下药，易伤胃气，太阴病不能用，而不是减量用，正如胡希恕先生所说："他（仲景）就怕你见到腹满时痛你就用这个（桂枝加芍药、桂枝加芍药大黄）是不行的……假设这个'腹满时痛'像着前面那个样子，而可以用芍药、大黄，你可不要用啊，'宜减之'不是减量，不要用！什么道理呢？真正要里头要是寒到那个份上，这也一定虚，胃气弱，（若用芍药、大黄）这种苦寒药，搁上就是下利不止，'易动故也'。"（胡希恕《胡希恕伤寒论讲座》）从上述可知，小建中汤是不可以用于脾胃虚寒证的。腹满痛等证只有见于寒热错杂而偏于燥热证者才可以用，此不可误也。

三诊：疗效很好，营卫调和，中焦胃津得下，气结得疏，气逆得降，头蒙、头沉、胃胀满、动辄气喘、阵发性小腹痛等诸症基本消失，口干、口渴、出汗、尿频明显减轻，大便每天1次，排出顺畅。上方继服7剂，随访临床治愈。

医案六：腹痛泄泻久难治　葛根芩连合方施

张某，女，48岁。2019年8月6日初诊。

主诉：阵发性腹痛、腹泻20余天。

病史：20多天前外出聚餐后，夜间就开始阵发性腹部疼痛，腹泻数次，伴发热。第二天去某医院，诊为急性胃肠炎，输液3天，发热已退，稀水样便变成溏黏便，每天3～4次，服左氧氟沙星、地芬诺酯、蒙脱石散等药可以止泻1～2天，过后仍然痛泻，查粪常规无红、白细胞，潜血（＋），排除菌痢。求治。

刻诊：阵发性下腹部隐痛，一痛即欲泻，有时蹲厕排不出大便，排气多，有时可以排出，量不大，但溏黏臭秽。无里急后重，肛门处有灼热感，久泻诱发痔疮疼痛，有少量血，无恶寒发热，无头痛身痛，无咳嗽喘息。出汗，眼干涩，鼻干，口苦，口舌干，口渴欲饮偏凉的水（但不敢饮冷），无恶心呕吐，纳可，饭后腹满，嗳气，小便偏黄，舌体红胖大，苔薄白黄稍腻，苔中裂纹较多。脉

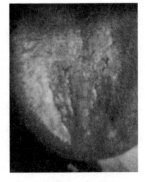

（图2-3-2）

弦细，左滑尺沉，右关动如豆。腹诊：两胁部无压痛，心下、脐周稍胀满，无压痛、反跳痛。

六经脉证辨析：大便臭秽，肛门处灼热，出汗，眼干涩，鼻干，口苦，口舌干，口渴欲饮偏凉的水，小便偏黄，舌红，苔薄黄，苔中裂纹较多。脉细，左滑，辨为阳明病，郁热伤津，热扰上、下焦。

阵发性下腹部隐痛，一痛即欲泻，有时蹲厕排不出大便，排气多，有时可以排出，量不大，溏黏，腹胀，嗳气，痔疮出血，舌体胖大，苔腻，脉弦尺沉，关动如豆。辨为太阴病，胃虚中下焦水饮，气机逆乱。伤血。

中医诊断：腹痛，泄泻。

六经（病）辨证：少阳阳明太阴合病，痞证，湿热证。

核心病机：胃津虚，三焦火郁，津伤，湿热兼夹气结。

治疗：

1.方药：葛根黄芩黄连汤合四逆散：葛根 48g，炙甘草 12g，黄芩 18g，黄连 18g，白芍 18g，枳壳 18g，柴胡 18g。

5 剂，日 1 剂，水煎分 2 次服。嘱：适量饮淡盐水，饮食清淡，忌辛辣刺激和过于油腻饮食，忌水果。

2.针灸：取穴中脘、下脘、气海、足三里，捻转得气后出针，不留针，当即腹痛缓解。

治疗思路：该案病证特点主要是津伤，胃中干，三焦皆津伤伴湿热下注。主方用葛根黄芩黄连汤养胃气、生津升津，敷布津液并清热燥湿。因为有排便不畅、排气较多，痔疮下血（郁火伤及血分）等证，所以抓主机：三焦火郁，气滞气结，合用除气结、通三焦、养胃气、清热又兼入血分的四逆散。

二方相合相得益彰。四逆散气血同调，水火并治，破郁积、通结滞而调气机。

急症施行针刺，疗效立竿见影。中医不是慢郎中，病机抓准则疗效明显。足三里穴属足阳明胃经，调和脾胃、补中益气；气海穴属任脉，补气调气助阳、涩精固本；中脘穴属任脉，和胃健脾、降逆利水；下脘穴属任脉，和中健胃，行气降气。

二诊：诉腹痛基本消失，腹泻明显减轻并次数减少，要求再扎针，上方不变，又开 7 剂，针灸 1 次。

三诊： 诉原颈部转动酸痛，药后也好了。诸症消失，停药。

医案七：痛风足痛反复发　桂芍知母汤最佳

申某，男，52 岁。2019 年 10 月 14 日初诊。

主诉： 左足大趾骨红肿痛反复发作 1 月余，加重 1 周。

病史： 1 个多月前，左足大趾骨处出现红肿热痛，在某诊所服抗生素无效，又服芬必得胶囊等抗炎止痛药，可缓解疼痛，但不久又发作，去某医院查血尿酸 599μmol/L，诊为痛风，服别嘌醇片、碳酸氢钠片等药，疗效不明显。近 1 周来因走路过多，肿胀疼痛加重，不能活动，求治。

刻诊： 左足大趾骨处暗红、肿胀、热痛，夜间加重（凌晨 3 点左右），不能活动。腰酸沉不适，无寒热，无身痛，无发热恶寒，无口苦口渴，口干夜间甚（凌晨 3 点左右），须喝少许水润口，无眩晕头痛，无汗，无干呕，无呕吐。心烦焦虑，纳可，二便可，舌淡，舌体胖大，苔白水滑，舌苔中部有较深裂纹并罩薄黄苔，舌下青筋瘀紫，脉弦，左寸浮紧，关尺沉，右沉。

血尿酸：575.5μmol/L（正常值：142.7 ～ 333.1μmol/L）。

六经脉证辨析： 左足大趾骨处暗红肿胀疼痛，夜间加重（凌晨 3 点左右），不能活动，口干夜间较甚，舌淡舌体特别胖大，苔白水滑，脉弦，左寸浮紧关尺沉，右沉，辨为少阴病，寒饮（湿）滞表（脉弦紧为寒）。

左足大趾骨处红肿热痛，口干，须喝一点水润口，心烦焦虑，舌苔中部较深裂纹并罩薄黄苔，辨为阳明病，寒饮（湿）滞表化热，热伤津液，津伤不养。

口干夜间甚（凌晨 3 点左右），须喝一点水润口，舌下青筋瘀紫，辨为太阴病，瘀血阻络。

腰酸沉不适，舌淡，舌体特别胖大，苔白水滑，舌苔中部有较深裂纹，脉弦，左寸浮紧，关尺沉，右沉，辨为太阴病，胃虚停饮，水不化津，水湿滞表。

中医诊断：痹证（痛风）。

六经（病）辨证：少阴太阴阳明合病，属厥阴。

核心病机：胃虚津伤，湿瘀热互结郁闭表络。

治疗：

1. 方药：桂枝芍药知母汤加味。黑附片15g，桂枝24g，赤芍18g，炙甘草12g，麻黄12g，白术30g，知母24g，防风24g，细辛15g，川牛膝15g，生姜30g。

7剂，日1剂，水煎分2次服。嘱：忌海鲜、酒类特别是啤酒、辛辣刺激及过于油腻饮食。

2. 针灸、放血疗法：用一次性注射针头在红肿热痛局部迅速点刺数次，挤压放血约3mL。当即疼痛有所缓解。然后针刺大椎、命门、中脘、关元四关穴，留针30分钟。针刺公孙穴，捻转不留针。

治疗思路：该案主要脉证为左足大趾骨处暗红、肿胀、热痛，口干夜间甚（凌晨3点左右），须喝一点水润口，舌体特别胖大，舌下青筋瘀紫，脉弦。证属寒热错杂，虚实夹杂。六经（病）辨证为：少阴太阴阳明合病，因为存在寒热瘀饮（湿）互结之证，是为属厥阴病。主机为胃虚津伤而湿瘀热互结郁闭表络。所以方疏桂枝芍药知母汤，该方方证病机为风寒湿痹阻于筋脉关节，营卫气血不通，兼夹阳明津伤。用之温阳祛寒，化湿除痹，通透营卫气血，兼清热补津。

加细辛在于通达内外，入阴蠲饮，除痹止痛，通窍解痉。《本经》论细辛："味辛温。主咳逆，头痛，脑动，百节拘挛，风湿痹痛，死肌。久服明目，利九窍。"可见细辛是一味温通除痹、通络止痛的良药。

加川牛膝在于活血祛瘀、通利关节，引血下行。《本经》论牛膝："味苦，主寒湿痿痹，膝痛不可屈伸，逐血气，伤热火烂，堕胎。"

放血疗法在治疗急性疼痛发作时有很好的疗效，因为肿痛的局部有溶度比较高的尿酸盐淤积，放血疗法一是有助于疏通局部经络，二是能使局部尿酸盐排出一部分，短时间内可以止痛。

针刺选穴：公孙穴属足太阴脾经的络穴，别走阳明，八脉交会穴之一，通于冲脉。有健脾益胃、通调冲脉、降逆除痞、通络止痛之功。痛风、足趾麻痛可配公孙、太白、照海穴，有特效。

针刺大椎、命门、中脘、关元四穴，我谓之调和阴阳、通经活络的阴阳四关穴，凡见比较严重的风湿痹痛等证必刺之，以从整体入手调和阴阳气血，增强疗效。

二诊：诉药后疼痛逐渐减轻，仍然不能走远路，上方黑附片加至20g（先煎1小时），继服10剂。

三诊：诉疼痛明显缓解，已经能行走活动了，二诊方又服7剂，临床治愈，随访至今未再发病。

治疗思路：痛风是由于嘌呤生物合成代谢增加，嘌呤在人体内氧化而变成尿酸，尿酸产生过多或尿酸排泄不良（排泄过低）而致血中尿酸升高，尿酸盐结晶沉积在关节滑膜、滑囊、软骨及其他组织中引起的炎性疾病。多见于30岁以上男性。临床表现有反复发作性急性关节炎、痛风石，多见于拇趾关节和腕、踝、膝、肘关节。初期见单个关节发炎。急性期关节红、肿、热、痛甚，伴见体温增高，白细胞及中性粒细胞增高。慢性期关节肿大、僵硬，严重者见关节畸形及功能障碍。有大痛风石时，关节常溃烂，伤口渗出白色尿酸盐结晶，并可并发肾结石、间质性肾炎、肾功能障碍等。海鲜、动物肉的嘌呤含量都较高，痛风患者平时应注意忌口。

西医治疗痛风主要应用秋水仙碱和非甾体类抗炎药，如双氯芬酸纳、布洛芬等；还有应用糖皮质激素类，以及抑制尿酸生成的药物，如非布司他片等，或用排尿酸药，如水杨酸类药物丙磺舒、磺吡酮等。这些药物毒副作用都较强，特别是会抑制免疫和伤肾等。

痛风属于中医痹证的范畴，而与痛风发病密切相关的过多的尿酸则属于湿浊的范畴。人体营卫失调，感受风、寒、湿、热之气合而为痹，或日久正虚，内生痰浊、瘀血、毒热，使脏腑的气血紊乱，痹阻经络，津血亏损，失于濡养等，都可致使肢体出现疼痛、肿胀、酸楚、麻木、变形、僵直及活动受限等症状。中医治疗，特别是汤药和针灸并用辨治痛风很有优势，且绿色安全。

医案八：腰痛难治数"魔敌" 经方针灸结合医

王某，女，50岁，2019年9月16日初诊。

主诉： 腰痛3年，加重伴左臀部疼痛7个月余。

病史： 患者在超市工作，常年搬整货物，3年前逐渐腰酸痛。7个月前，腰痛加重，伴左臀部疼痛及左下肢麻木、发凉，并逐渐加重。5月份去某医院做MRI等检查，诊为腰椎椎间盘突出，椎体终板变性（魔敌病，腰椎modic现象），腰椎椎管狭窄。住院治疗10天，有所好转。出院后不久又发病，服过几十剂汤药，也做过几十次针刺、艾灸、刮痧、按摩等治疗，疗效短暂，停药、针后又复发，非常痛苦，求治。

刻诊： 腰痛加重，伴左臀部酸痛及左下肢麻木、发凉，自感左下肢憋胀不通，活动受限，无汗，无头痛眩晕，无发热，心烦，口干，不苦不渴，无咽干，纳差，餐后腹胀满。大便溏，1天1次，小便可。舌淡嫩，舌体胖大，苔白水滑，舌边红，舌面裂纹较深，脉细，左关尺沉紧，右关尺涩。

左侧直腿抬高试验（＋）。MRI示：①腰椎退行性变（侧弯、骨质增生、脂肪沉积、终板炎、间隙变窄、椎间盘变性、黄韧带肥厚）。②L_1/L_2、L_4/L_5、L_5/S_1椎间盘突出。③L_2/L_3、L_3/L_4椎间盘膨出。④下腰段椎管轻度狭窄。⑤腰骶部皮下浅筋膜炎。

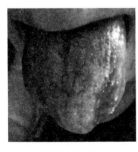 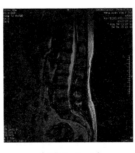 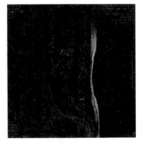

（图2-3-3） （图2-3-4） （图2-3-5）

六经脉证辨析： 腰痛伴左臀部酸痛及左下肢发凉、麻木，自感左下肢憋胀不通，CT：终板变性，腰椎间盘突出和膨出。无汗，舌淡嫩，舌体胖大边有齿痕，苔白水滑，舌面裂纹较深，脉细，左关尺沉紧，右关尺涩。辨为少阴病，寒湿痹阻下焦腰府，表寒，表滞，表虚，津血虚而不达下焦腰府、肢体（血痹），气滞血瘀。

臀部酸痛，纳差，餐后腹胀满，大便溏，舌淡嫩，舌体胖大，苔白水滑，舌面裂纹较深，脉弦细，右尺沉。辨为太阴病，胃虚寒，水饮内停，水湿困表。

心烦、口干，舌边红，舌面裂纹较深。辨为阳明微热伤津。

中医诊断：腰痛，痹证。

六经（病）辨证：太阴少阴阳明合病。瘀证，湿证。

核心病机：胃虚寒而表虚、寒湿痹阻下焦。

治疗：

1. 方药：桂枝去芍药加麻黄细辛附子汤合肾着汤：黑附片15g（先煎），麻黄10g，细辛10g，桂枝10g，肉桂5g（后下），干姜20g，茯苓20g，白术20g，炙甘草10g，生姜10g（切片），大枣6枚（擘），生姜15g（切片）。

7剂。日1剂，水煎，分2次服。嘱：忌寒凉、辛辣刺激及过于油腻饮食。

2. 针罐：命门，关元，中脘，委中（隔2天放血1次），殷门，命门，肾俞，长强。上穴针刺得气后，不起针，再将罐拔于针刺处。

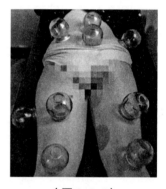

（图2-3-6）

治疗思路：

该案患者长期负重，腰腿用力不当，形成慢性腰椎退行性变，久而引起腰椎椎间盘突出、膨出及椎体终板骨软骨的无菌性炎症（椎体终板炎，腰椎modic现象）等病理改变，出现腰痛加重伴左臀部疼痛及左下肢麻木、发凉，左下肢憋胀不通并逐渐加重。该病比较难治，西医治疗基本就是抗炎止痛，有报道用抗生素治疗者，但远期疗效都不明显。中医治疗该证有一定优势，主要着眼于扶正（卫气、津液），祛湿逐瘀，通闭解结。

脉证合参，患者阴证较重，有真阳亏虚而寒凝滞表的病机，所以主方选桂枝去芍药加麻黄细辛附子汤温阳解表，温卫通营，养胃补津，强力祛寒、除饮瘀阻滞。该方出自《金匮要略·水气病脉证并治》："气分，心下坚，大如盘，边如旋杯，水饮所作，桂枝去芍药加麻黄细辛附子汤主之。桂枝去芍药加麻黄细辛附子汤方：桂枝三两，生姜三两，甘草三两，大枣十二枚，麻黄、细辛各二两，附子一枚（炮）。上七味，以水七升，煮麻黄，去上沫，内诸药，煮取二升，分温三服，当汗出，如虫行皮中，即愈。"

气分病病机为阳衰、阴寒、饮凝，营卫气血被寒饮所滞而运行转化不利。在表为手足逆冷、恶寒、身冷、骨节疼、痛痹不仁，在里为气机运行紊乱而腹满肠鸣、矢气遗尿，阴寒凝聚，胃虚停水，气不化津，水气结聚而出现心下硬满如盘，边如覆杯之水肿、气臌等证候。病机为表里虚寒，营卫不利，饮瘀凝滞、气机不舒，水难消散。所以用辛温散寒透表及温中化饮降逆之药温通阳气，调和营卫，养胃生津，散寒化饮，疏调气机。俾大气一转，其气乃散。该方证为少阴伤寒之营卫不利、饮瘀凝滞证。不论表里证，只要是真阳亏虚，营卫不利、阴寒饮瘀凝滞，脉络不通诸证，都可用本方辨治。

患者服后有温热感向下肢放散，说明就达到了"如虫行皮中"的目的，是疗效的先兆。

合方肾着汤主要是加强祛除下焦腰府水湿痹着的功效。《金匮要略·五脏风寒积聚脉证并治》："肾着之病，其人身体重，腰中冷，如坐水中，形如水状，反不渴，小便自利，饮食如故，病属下焦，身劳汗出，衣里冷湿，久久得之，腰以下冷痛，腹重如带五千钱，甘姜苓术汤主之。甘草干姜茯苓白术汤方：甘草、白术各二两，干姜、茯苓各四两。上四味，以水五升，煮取三升，分温三服，腰中即温。"寒湿之邪，痹着于肾的外府腰部，寒为阴邪，主凝滞，主收引，主疼痛。湿邪的特点为"湿伤于下"，寒湿合邪痹着腰府，不通则痛。不仅要温通，还要除湿，甘草、干姜顾护胃气，温中制下，茯苓、白术除湿通痹。《本经》论白术的第一句话就是"主风寒湿痹"，《别录》论白术："……逐皮间风水结肿……利腰脐间血，益津液。"《本经》论泽泻第一句话也是"主风寒湿痹"，《本经》论姜："……温中……逐风湿痹。"说明肾着汤是辨治寒湿痹阻所致腰腿痛的良方。

二方相合，温中化饮，祛湿通络，养津行气除血痹。

我临证治疗比较顽固的腰腿痛病证，常常针药合治，疗效明显。该案所取穴位为治疗腰腿痛的重要穴位：

命门穴：属督脉。功能：通达接续督脉气血。

肾俞穴：属足太阳膀胱经。功能：补肾助阳，祛湿通络。

长强穴：属督脉。功能：振奋阳气，通行督脉气血。

环跳穴：属足少阳胆经。功能：通经活络，健脾益气，强健腰膝。

殷门穴：属足太阳膀胱经。功能：祛风化湿，通经活络。不仅治疗腰膝风湿疼痛，而且可治疗面肌痉挛、面瘫。

委中穴：属足太阳膀胱经，功能：舒筋通络，散瘀活血，清热解毒。治疗腰背疼痛主穴。

二诊：药后和针刺后左臀部疼痛逐渐减轻，诉比以前的针灸都有效，就是中药有些辣喉咙，腹部发热，嘱其不要担心，这是服药正常反应。继续针刺，又开原方7剂继服。

三诊：药后及针罐治疗后（针罐治疗10天），感到有热气向下肢放散，腰臀部疼痛明显减轻，左下肢麻木憋胀不通感基本消失。睡眠不太好，口干渴，舌体仍然胖大，舌苔黄滑，说明病情由阴转阳。桂枝去芍药加麻辛附子汤改方为肾着汤合五苓散：桂枝10g，肉桂5g（后下），干姜30g，茯苓30g，白术30g，炙甘草15g，猪苓15g，泽泻30g。7剂。日1剂，水煎分2次服。医嘱同上。

治疗思路：三诊寒凝已除大半，所以不再用桂枝去芍药加麻辛附子汤（中病即止），因仍舌体胖大，有水湿痹着，故用肾着汤合五苓散加强祛水湿作用。五苓散为辨治气结水停的良方，表里水湿皆可祛除。五苓散中几味药都可主风寒湿痹，如白术、泽泻、桂枝等。辨六经之法推求病机严谨而圆融，用方在于燮理整体阴阳气机而不在治标，用药不在多而在精准。

四诊：患者已能够正常上班，继服三诊方7剂以巩固疗效。临床治愈，随访至今未复发。

治疗思路：治疗腰腿痛等病证，没有什么专方专病，立足于辨证察病机，使病情由里出表、由阴转阳就是顺治。该案用方都比较精炼，针对病机较为精准，不到1个月就临床治愈。

附：认识 Modic 病（魔敌病，音译，下同）

该案在 MRI 报告上出现"终板炎"一词，不少医生可能对此比较陌生，"终板炎"即椎体终板炎，是由病变椎体变性引起，又称之为 Modic 病（魔敌病），这个病关注者不多，但很常见。

Modic 病是一种不可忽视而难治的腰痛或颈部疼痛。椎板是椎骨和椎间盘连接的部位，椎板炎是无菌性的炎症，是外力损伤的退行性病变造成的炎症，其病理演变是椎间盘退变，终板的保护作用减弱或消失，临近松质骨水肿，椎体脂肪浸润，发生纤维化及钙化。

这种疾病的临床表现主要是腰痛、局部积液，可引起椎间盘炎症及黄韧带萎缩等。Modic 病分为三型：软骨下骨骨髓血管化增加，同时合并有微骨折为 Modic Ⅰ 型退变；骨髓脂肪变性或骨髓缺血坏死，为 Modic Ⅱ 型；表现为终板及终板下硬化骨，为 Modic Ⅲ 型退变。Modic 病是脊椎椎骨体异变，最常发生在腰椎（54.5%），颈椎次之（40.7%），胸椎少见（4.8%）。尤其 $L_{4\sim5}$、L_5/S_1。60 岁以上老年人发生腰椎间盘退行性疾病的比率约为 90%。由于腰椎终板及终板下骨质的破坏，MRI 示终板及终板下骨质有信号改变会导致长期腰痛难愈。Modic Ⅰ 型比 Ⅱ 型患者有更严重疼痛，而 Ⅱ 型则与下肢麻痹无力等残障有关。

Modic 病临床表现主要是疼痛。发生于颈椎者，可有颈项强直，疼痛不适，头痛，头晕，上肢麻木；发生于腰椎者最为常见，可有腰部疼痛，特别是慢性下腰痛，如腰骶部、髋臀部的疼痛、肌紧张、僵硬，活动受限，可伴有下肢放射痛，麻木无力，间歇性跛行等，体检可有直腿抬高试验阳性。Modic 病属于中医筋伤的范畴，中医治疗更有优势。该案为长期负重，腰腿用力不当，形成慢性腰椎退行性变，久而引起腰椎椎间盘突出、膨出及椎体终板骨软骨之无菌性炎症（椎体终板炎，Modic 病）等病理改变，出现腰痛加重伴左臀部疼痛及左下肢麻木、发凉，左下肢憋胀不通并逐渐加重。

第三章

六经九证治则明　辨证察机最可行

我在《经方心得》第十讲里写了"方证辨证是尖端，六经七证二元辨"一章，阐述了经方辨治的一个理念和方法，曾收到不少读者的微信，他们都认为这个方法在临床上很好用，以此临证辨治，思路清晰，概括全面，比较容易把握方证病机。但也有一些疑问，一是六经已经涵盖了七证，为什么还单独提出七证？二是水湿痰饮都是未被气化为津液的水饮，用"水饮"一证就可概括，又分这么细是否有必要？我根据多年来的临床思考和应用，将这个理念再详细补充解读一下。

在经方医学临证实践中，我探索出了一个比较切合临床实用的辨治理念和方法，这就是"六经九证二元辨治法"。

"元"是指辨证的基本元素，在这里泛指辨证中的多种"病证"要素，即辨证单元。

所谓"二元"，就是在辨证时，可将每一种病证分两个辨证单元：

一个辨证单元是指六经（病）方证的本证，如太阳病、阳明病、少阳病、太阴病、少阴病、厥阴病的一经单病，或二经并病，或三经、三经以上合病。

另一个辨证单元就是指六经（病）的兼夹证。因为，人体的病证是复杂多变的，在病变的过程中，不仅有阴阳寒热虚实的错杂，而且有很多致病因素的夹杂。

经方大师胡希恕先生有一篇文章"论食水瘀血致病"："食、水、瘀血三者，均属人体的自身中毒，为发病的根本原因，亦中医学的伟大发明……人体本有抗御疾病的良能……人之所以发病，概由于患病的机体隐伏有食、水、瘀血三者中的一种、二种或三种的自中毒，减弱其抗病功能的结果。即今之所谓传染病，若机体无上述的自中毒，恐亦不能成立。任一事物发展的根本原因，不是在事物的外部，而是在事物的内部，在于事物内部的矛盾性。此为辨证法的普遍真理。疾病的发作亦不例外，主要不是由于病菌、病毒的作用，而是由于机体自中毒的内因……总之，凡病的发作，概由于患者的机体隐伏有食、水、瘀血的自中毒。"（冯世纶《胡希恕讲伤寒杂病论》）这段话非常精辟，一是阐明了食、水、瘀血不仅是患者机体隐伏的发病原因，而且是参与病证的基本病机。二是说明了人体内环境状态对发病与否具有重要的意义。胡老又说："我所讲的'病因病机'，主要是人体内部的致病因素，主要有食瘀、水瘀、血瘀，也可以称为食毒、水毒，血瘀，此三者均属于人体内部自身发病的根本原因。"（陈雁黎《胡希恕〈伤

寒论〉带教笔记》）

受胡老的启发，并随着学习、实践深入，认识在临证中不断发展，我在临床上将"七证"完善到"九证"，总结出了水、湿、痰、饮、郁、瘀、痞、结、燥这九大证机（方证病机）理念或证机模式。

我们在临证时，首先辨明六经方证，再辨六经病证所夹杂的一种，或两种，或三种以上的兼夹证的病机，这样辨证就比较全面了，依据这种"六经九证二元辨治法"所辨出的方证病机来遣方用药，是比较精准的，经过临床实践检验，疗效也是确切的。

第二节　六经九证二元辨治法的意义

一、九证的致病因素

人体有强大的自我防御和修复功能，一旦生病，就是各种病因较强而超出了人体的自我防御和修复能力，给人体造成危害，这种较强的危害因素就称之为"毒"。正如经方大师胡希恕先生所说"人体本有抗御疾病的良能……而人之所以发病，概由于患病的机体隐伏有食、水、瘀血三者中的一种、二种或三种的自中毒，减弱其抗病功能的结果……总之，凡病的发作，概由于患者的机体隐伏有食、水、瘀血的自中毒，其他所谓为病因者，要不外是诱因或近因而已"（冯世纶《胡希恕讲伤寒杂病论》）。根据临床观察和实践，我将胡希恕先生所说的"食、水、瘀血的自中毒"细化拓展为风邪（外风或内风）、寒邪（外寒或内寒）、气逆、气郁、血瘀、水邪、火邪、食邪、劳伤九类致病因素的自中毒。这九类致病因素皆可导致水、湿、痰、饮、郁、瘀、痞、结、燥这九大证。

我在长期的临床上发现，患者前来就诊，大多数都是寒热兼夹或错杂或互结的病（证）。哪怕只是一般的感冒，也大多不是单纯的表证、寒证或（和）热证，都有寒热的错杂或夹杂。临床不少病证大都呈现或半寒半热，或半虚半实，或半表半里；或寒热往来，或寒多热少，或热多寒少；或虚多实少，或实多虚少等证和病机，这些病证的致病因素可导致水、湿、痰、饮、郁、瘀、痞、结、燥这九大证，也是人发病的九大病机。辨六经（病）后再进一步明辨此九大证机，就能准确地遣方用药了。

二、《伤寒论》《金匮要略》中的九证（病机）的内涵

经方医学在对疾病的辨证施治时必须认真审证察机，即辨六经（病）而察病机，而风邪（外风或内风）、寒邪（外寒或内寒）、气逆、气郁、血瘀、水邪、火邪、食邪、劳伤九类致病因素与水、湿、痰、饮、郁、瘀、痞、结、燥这九大证，也是人体九大病机，是契合《伤寒》六经思维并符合临证实践的。《伤寒论》六经条文方证中处处体现这九大因素和九证病机的意义。

如《伤寒论》第 1 条：“太阳之为病，脉浮，头项强痛而恶寒。”《伤寒论》第 2 条：“太阳病，发热、汗出，恶风，脉缓者，名为中风。”《伤寒论》第 3 条：“太阳病，或已发热，或未发热，必恶寒、体痛、呕逆，脉阴阳俱紧者，名为伤寒。”皆阐明了风寒（外风、外寒）之邪袭表所致的主症和病机。

《金匮要略·中风历节病脉证并治》《古今录验》续命汤：“治中风痱，身体不能自收，口不能言，冒昧不知痛处，或拘急不得转侧。”《近效方》术附汤：“治风虚头重眩，苦极，不知食味，暖肌补中，益精气。”这两条都是外风入中或内伤生风，转化出表或上焦所致病证的辨治。

《金匮要略·腹满寒疝宿食病脉证治》第 10 条：“腹中寒气，雷鸣切痛，胸胁逆满。呕吐，附子粳米汤主之。”本条阐释了太阴中焦里虚寒而寒饮上逆所致之主症和病机。

《金匮要略·腹满寒疝宿食病脉证治》第 16 条：“寒气厥逆，赤丸主之。”本条阐释了阴寒里盛、逆于胸腹、阻于四末所致之主症和病机。

《金匮要略·妇人杂病脉证并治》第 5 条：“妇人咽中如有炙脔，半夏厚朴汤主之。”本条阐释了气郁生痰，痰气交阻逆于咽喉所致之主症病机。

《伤寒论》第 230 条：“阳明病，胁下硬满，不大便而呕，舌上白胎者，可与小柴胡汤，上焦得通，津液得下，胃气因和，身濈然汗出而解。”本条阐释了少阳病气机郁滞，胃气不和，三焦不利所致之主症和病机。

《金匮要略·奔豚气病脉证并治》第2条："奔豚，气上冲胸，腹痛，往来寒热，奔豚汤主之。"本条阐释了惊恐恼怒、气机郁结化火冲逆之主症病机。

《金匮要略·水气病脉证并治》第1条："师曰：病有风水、有皮水、有正水、有石水、有黄汗。风水，其脉自浮，外证骨节疼痛，恶风；皮水，其脉亦浮，外证胕肿，按之没指，不恶风，其腹如鼓，不渴，当发其汗；正水，其脉沉迟，外证自喘；石水，其脉自沉，外证腹满不喘；黄汗，其脉沉迟，身发热，胸满，四肢头面肿，久不愈，必致痈脓。"本条阐释了水气病五种类型的主症和病机。

《金匮要略·水气病脉证并治》第10条："脉得诸沉，当责有水，身体肿重……"本条阐释了水气病的主脉和病机。

《伤寒论》第114条："太阳病，以火熏之，不得汗，其人必躁，到经不解，必清血，名为火邪。"本条阐释了火热之邪炽盛，伤津扰神，伤及血络的主症和病机。

《伤寒论》第256条："阳明少阳合病，必下利。其脉不负者，为顺也；负者，失也。互相克贼，名为负也。脉滑而数者，有宿食也，当下之，宜大承气汤。"《金匮要略·腹满寒疝宿食病脉证治》第21条："问曰：人病有宿食，何以别之？师曰：寸口脉浮而大，按之反涩，尺中亦微而涩，故知有宿食，大承气汤主之。"第22条："脉数而滑者，实也，此有宿食，下之愈，宜大承气汤。"第23条："下利不饮食者，有宿食也，当下之，宜大承气汤。"这几条皆阐释了阳明里热盛实，热迫津液下利而宿食结滞不消的脉证病机。

《伤寒论》第257条："病人无表里证，发热七八日，虽脉浮数者，可下之。假令已下，脉数不解，合热则消谷喜饥，至六七日，不大便者，有瘀血，宜抵当汤。"本条阐释了阳明热与瘀血结于下焦的脉证病机。

《金匮要略·妇人产后病脉证治》第6条："师曰：产妇腹痛，法当以枳实芍药散，假令不愈者，此为腹中有干血着脐下，宜下瘀血汤主之，亦主经水不利。"本条阐释了产后恶露不尽、瘀血凝滞胞宫的证候病机。

《金匮要略·血痹虚劳病脉证并治》第18条："五劳虚极羸瘦，腹满不能饮食，食伤、忧伤、饮伤、房室伤、饥伤、劳伤、经络荣卫气伤，内有干血，肌肤甲错，两目黯黑。缓中补虚，大黄䗪虫丸方主之。"本条阐释了过劳损及五脏，或七伤（食伤、忧伤、饮伤、房室伤、饥伤、劳伤、经络营卫气伤）致虚，因虚而瘀血实邪结滞的证候病机。

《金匮要略·血痹虚劳病脉证并治》第16条："虚劳诸不足，风气百疾，薯蓣丸主之。"本条阐释了虚劳损伤、阴阳营卫气血俱不足所致外感风邪或内伤生风所致诸病证的病机和证治。

第三节　六经（病）本证辨证

辨六经（病）本证，是第一个辨证的要素，或称证的单元。

"证"，就是疾病过程中所处一定阶段的病位、病因、病性以及病势等病理性概括。临床辨证时，遇见一个病，不论这个证有多么得错综复杂，就算有千变万化，都不会越出三阴三阳的表里寒热虚实。所以说，我们辨六经，首先要辨析病证的阴阳属性、病证的表里病位、病证的寒热性质、病证的虚实态势。这个辨证的大框架思维就是胡希恕先生所强调的六经八纲辨证："中医辨证主要是六经八纲，中医施治，亦主要是在六经八纲基础上制定治疗的准则……病之见于证，必有病位，复有病情，故八纲只有抽象，而六经乃具实形。八纲虽为辨证的基础，但辨证宜从六经始。"（冯世纶《胡希恕讲伤寒杂病论》）这就是以"八纲"来概述"六经"的总病机，也就是说人体之所以出现三阴三阳六大病证系列，就源于"阴阳表里虚实寒热"即阴阳属性、病位、病性、病势这八大病机要素出了问题，辨证和治疗就要细化到这八大病机的靶点来遣方用药。

一、太阳病

太阳病是三阳的表病系统，人体肌腠皮毛、四肢百骸及上焦皆属于表。

病位：病邪反应在三阳之表，而非病变在阳之表，即此病邪所引发的证候集中反映于阳之表位。

病性：病性（病证性质）属于表阳（热）。此"阳（热）"是太阳的卫津

（卫气存在于血脉之外的津液之中）充足（正气盛），而不是阳明的邪热盛。

病态：病态（病证态势）属于表实，为表阳证。此"实"是卫津聚集抗邪，正邪交争较剧的相对充实的证候表现，如头项强痛，身痛、腰痛、骨节疼痛等症状。

二、阳明病

阳明病是三阳的里病系统，人体胃肠系统皆属于里。

病位：病邪反应在三阳之里，而非病变在阳之里，即此病邪所引发的证候集中反映于阳之里位。

病性：病性（病证性质）属于里阳（热）。

病态：病态（病证态势）属于里实热证，分为两类：一类是有里热而无里实的阳明外证（外热、外结、外燥）；二是有里热并伴有里实（里热、里结、里燥）的阳明内证。

三、少阳病

少阳病是三阳的半表半里病（《伤寒论》第148条"半在里半在外""必有表，复有里"）系统，人体内外出入的孔窍黏膜、胸腹腔间、三焦之间、表里之间、脏与脏之间、腑与腑之间、脏与腑之间等区域系统皆属于半表半里；表证未罢，又传入里，病邪反应在表，同时反应于里，必有表、复有里，正邪纷争，休作有时的状态属于少阳病。

病位：病邪反应在三阳之半表半里，而非病变在阳之半表半里，即此病邪所引发的证候集中反映于阳之半表半里位。

病性：病性（病证性质）属于半寒热而偏于热，为半表半里阳（火）证，可见寒热往来。

病态：病态（病证态势）属于半虚实而偏于实，半营卫。

少阳系统特征：少阳病位重在腠理、三焦，立极于胃气，外主腠理，内主三焦，横跨表里之间，纵横三焦上下，沟通太阳、阳明，又通过与厥阴的阴阳表里关系沟通厥阴，维持全身三阴三阳的和谐平衡。

四、太阴病

太阴病为里阴证。

病位：病邪反应在三阴之里，而非病变在阴之里，即此病邪所引发的证候集中反映于阴之里位。

病性：病性（病证性质）属于阴（寒）。

病态：病态病状（病证态势）属于虚。

太阴病与阳明病的区别特征：

太阴病证候特点：虚寒、畏寒而无热。

太阴病主要证候：腹满而吐，食不下，自利益甚或溏泄不爽，时腹自痛。若下之，必胸下结硬。自利不渴。或口干，饮水不多，或喜热饮。胃中和，腹中寒凉，喜温。头晕头痛，胸闷，心悸，妇人带下清稀，舌质淡胖大，边有齿痕，苔白腻或水滑；脉象沉弱，或沉弦。

太阴病病机：胃气弱，里虚寒盛，寒凝气滞，寒湿（饮）内盛。

太阴病的治则：温里散寒化饮（温法）。

阳明病证候主要特点：发热不恶寒。

阳明病主要症状：身热，汗自出，不恶寒，反恶热。胃家实，日晡潮热，大便秘结，谵语，心中懊恼而烦，腹满痛，拒按，按之硬，发热汗多，或手足濈然汗出（热、燥、烦、满、实、大便难）

阳明病病机：里热亢盛，热实内结，热盛津伤。

阳明病的核心病机：实热伤津。

阳明病治则：清法，下法。

五、少阴病

病位：病邪反应在三阴之表，而非病变在阴之表，为表阴证，即此病邪所引发的证候集中反映于阴之表位。

病性：病性（病证性质）属于阴（寒），为阴证。

病态：病态病状（病理状态）属于虚，为虚寒证。

少阴病（表阴证，表虚寒证）临证基本定位：从表里论：为表，里阴之表位；从脏腑论：为脏，心为上焦表之里位，肾为下焦里之表位；从三焦论：为下焦，本于下焦真阳；从卫气营血论：为营。

少阴病特殊性：三阴在里，三阳在表，相对于三阳，少阴本证实质属于里证。少阴病是具有"既表又里"的双重身份的病证。

少阴为表（但涵盖心肾之脏）之生理病理关系的基本理解：心肾皆有阴阳，心阳、心阴位于上焦，上焦为表，心火（阳）必下降于肾（下焦为里）而使肾水不寒，此可理解为本于表而用之里，即阳之里。

肾阴（真阴）肾阳（真阳）位于下焦之里，肾水（阴）必上济心阴，制约心阳，使心火不亢。此可理解为本于里而用之表，即阴之表。

少阴病与太阳病的区别特征：少阴病（表阴证）与太阳病（表阳证）是相对的。

少阴病，为在表的阴证，无热恶寒；太阳病，为在表的阳证，发热恶寒并见。《伤寒论》第7条："病有发热恶寒者，发于阳也；无热恶寒者，发于阴也。"意义为：病有发热恶寒者为发于太阳，无热恶寒者为发于少阴。

少阴病脉微细或浮弱，或脉弱浮大，或沉迟；太阳病脉浮紧或浮缓。

少阴病为表（里）阴证，真阳不足，正气弱，病性属于虚证、寒证，是基于机体正气相对虚弱的层面上的。机体整体虚弱沉衰，但欲寐，外邪侵袭时，机体呈现一派虚寒衰弱的证象。而少阴病真阳不足，多夹寒饮。

太阳病为表阳证，邪气盛，正气也盛，病性属于实证、热证，真阳不虚。外邪侵袭时，卫气、津液聚集于体表和上焦与邪抗争，机体呈现较强的抗邪能力，显示一派充实的证象。虽然太阳病有伤寒表实证和中风表虚证，但这个"虚""实"是表虚和表实，而非全身的虚象。太阳病是基于机体正气相对强盛的层面上的。太阳病可兼夹少许寒饮。

少阴病特殊点：少阴病虽定位为表，但三阳在表，三阴在里，相对于三阳，少阴病本证是里证，少阴病是具有双重身份的病证。

六、厥阴病

病位：病邪反应在三阴之半表半里，而非病变在阴之半表半里，为半表半里阴证，即此病邪所引发的证候集中反映于阴之半表半里。

病性：病性（病证性质）属于阴（寒），为半寒热，寒热错杂。

病态：病态病状（病理状态）属于半虚实，偏于虚。

厥阴的基本意义：厥阴如使者一样，除联系沟通太阴、少阴外，还通过少阳而联系交通三阴三阳。正如《素问·阴阳类论》所说："雷公曰：臣悉尽意，受传经脉，颂得从容之道以合从容，不知阴阳，不知雌雄。帝曰：三阳为父，二阳为卫，一阳为纪；三阴为母，二阴为雌，一阴为独使。"由此可知一阳（少阳）如枢纽，一阴（厥阴）像使者一般沟通少阴和太阴，同时也去和少阳沟通，进而沟通全身之阴阳。因为，少阳承担着沟通太阳和阳明的功能，是阴阳大循环的重要链接枢纽。所以，厥阴病在两阴之间，属阴，为根本，有三阴的证候，因与三阳沟通，阴极生阳，因而还有三阳的部分证候，寒热错杂证多见，疑难病证多见，比较难治，甚至危重。一切慢性重症疑难病，基本上都是阴阳两经以上同病的，大都属于厥阴病的范畴。

厥阴病基本特点：《伤寒论》第337条："凡厥者，阴阳气不相顺接便为厥，厥者，手足逆冷者也。"厥，阴阳气不相顺接。

厥阴，绝阴也，有四大证：

一是阴阳不通，证见阴阳离决，里真寒而外假热，阴盛格阳。如通脉四逆汤证，为大厥逆证。

二是营血不通，证见手足厥冷（四逆），如当归四逆汤证、当归四逆加吴茱萸生姜汤证，为营血虚寒而厥。

三是表里三焦不通，如乌梅丸证。证见表里同病，气血不交，虚实夹杂，寒热错杂。或柴胡桂枝干姜汤证，证见胃虚寒而表里、三焦阴阳营卫不和。或麻黄升麻汤证，证见表里同病，津血俱虚，虚实夹杂，寒热错杂。或《千金》前胡汤证，证见胃虚而表里、三焦气郁饮逆，津伤血虚血瘀。

四是水火不通，证见胃虚而水热互结于中下焦，阴阳气机升降失和，见于表里寒热错杂痞证，如半夏泻心汤、生姜泻心汤、甘草泻心汤、黄连汤证等。

厥阴生理：沟通表里上下，接续阴阳。

厥阴病机：表里上下不和，阴阳不通，营血不通，整体阴阳气血营卫失调，寒热错杂，寒热真假。

厥阴病与阴证、阳证的合、并病的理解要点：阴证阳证合病而有阴阳气不相顺接、互结、不通者，为厥阴病。阴证阳证合病而无明显的阴阳气不相顺接、互结、不通者，为阴阳合病或并病。

第四节 六经兼夹证的辨证

辨六经兼夹证是第二个辨证的要素，或称证的单元。

水、湿、痰、饮、郁、瘀、痞、结、燥这九大证，既是人体九大病机，也是九大致病因素，这九大证实际上已经涵盖于六经归属之中了，为什么还要单独提出来重点阐释呢？就是为了使证候重点更加突出，施治的病机靶点更加明晰。

这九大证机，基本涵盖了所有重要的致病因素及病理产物。

水湿痰饮统属于水病（证）类。

郁、痞、结属于气机病（证）类。

瘀、结属于血病（证）类。

燥属于火（热）病（证）类。

这九大证机，都会损伤人体的精（津、血）、气、神，而致诸种错综复杂的病变。

一、水湿痰饮的基本认识兼论"气"的广义和狭义

水、湿、痰、饮证是重要的六经（病）或六经兼夹证的病机，中医临证可以说每天都可遇到大量的此类病证，清晰认识这个问题很有必要。

明代医家李时珍在《本草纲目》中说："水为万化之源。"这就是说，天地大自然间的物质、能量和信息都储藏在水中，水孕育着天地万物。天人相应，人体生命离不开水。《易经》共六十四卦，上经讲天道三十卦，开首于乾坤，结尾于坎离。"坎"就是水，水是一切生命中须臾不可离开的本源，也就是说，凡是有水的地方才能有人，人是离不开水的。人体就是由

水津所组成的，水津占人体体重的 70%。人的五脏六腑、经脉络道、四肢百骸等无处不靠津血滋养，津液维持着血液、淋巴液等组织液的浓度，并促进其正常循环。所以说，水津是人体生命的第一要素。

正常的水津也叫津液，是人体生命的根本，是先、后天之本将水气化为温热的、给人体带来能量的基本物质。经方医学的"阳"或"阳气"也叫津液，是由气推动着的含有热能的水。

气存在于津液之中，有推动作用、温煦作用、防御作用、固摄作用、气化作用和营养作用。

这里简要谈谈我对"气"的认识思考，这个问题如果不认识清楚，不细化理解，会对仲景学说中有关"气"的认识产生模糊思维和无所适从，影响临证辨治。

"气"分广义和狭义，广义的"气"为阳，亦称"阳气"，为广义的"阳气"，是构成和维持人体生命活动的原动力，是推动人体阴阳气机升降出入的精微物质，对人体生命机能有推动作用、温煦作用、防御作用、固摄作用、气化作用。狭义的"气"存在于津液之中，是为卫津，有阴、阳两种功能，除具备广义之"气"的功能之外，重点是温煦濡养表里，防御外邪入侵，入脉使津血互化，营周和谐营卫（《灵枢·营卫生会》："营在脉中，卫在脉外，营周不休"）。明白了"气"的广义和狭义概念，就能细致理解水与津液的真正内涵，这在临床上意义非常重要。气为阳，水为阴，二者密切相关，生理上互生互化，病理上常兼夹为患。

水邪致病，由水液停聚演变的不同而异，主要表现为水、湿、痰、饮四种。水、湿、痰、饮同源而异流，都是人体内真阳亏虚，胃气不足，阴寒内盛，水液运行、输布、传化、代谢失调而形成的一种病理产物，水不化气（津液）则聚而成湿，统称"水湿"，留而为饮，饮凝成痰。水湿和津液是同源的，但作用是迥异的，对此要有一个清晰的认识。水湿就是一种寒凉的阴邪，其致病特点：易阻气机，损伤阳气；影响脾胃的运化和气机升降功能，出现腹泻、胸闷、水肿等；水湿重浊，滞留关节则肌肤不仁，关节疼痛重浊、沉重不举。水湿黏滞，病程缠绵；水湿泛溢，易随浊气逆乱，凌上趋下，以致眩晕、咳喘、心悸及腹胀腹泻等。

清代医家李用粹在《证治汇补·饮症》中说得非常明白："太阴所致为

积饮，因而大饮则气逆，形寒饮冷则伤肺……水者，阴物也，积水不散，留而为饮……停水则生湿……饮者，蓄水之名，自外而入。痰者，肠胃之液，自内而生，其初各别，其后同归。故积饮不散，亦能变痰。是饮为痰之渐，痰为饮之化也，若其外出，则饮形清稀，痰形稠浊，又不同也。"由上述论述可知，水、湿、痰、饮同出一源，都是由于人体脏腑功能失调，里虚寒盛，三焦气化不利，体内水液不能及时蒸化为津液，津液的运行、输布、传化、濡养功能失调，而凝聚形成的一种病理产物，同时又是一种致病的因素。

水、湿、痰、饮的病机主在三阴，源虽同而流则异，四者都是体内真阳亏虚，阴寒内盛，中阳不运，气不化津所致的阴邪。

从形质功能上看，湿气聚而为水；水为清液，无处不到；积水停而成饮，饮为稀涎，常以所停之处而致局部病变；饮因寒凝或热郁而聚成痰；痰黏滞稠厚，多由病理因素而内生，以体质与病机不同，有热痰有寒痰。湿气则为总病机，泛指水、痰、饮之病气。

从病证特点上看，水饮之为病，易泛溢全身体表而为肿胀。痰饮为阳虚寒盛，脏腑阴阳功能失调，三焦气化失常，机体水液运化输布障碍，停积于某些部位的一类病证，或为病理产物及证候病机。

胡希恕先生一个重要的观点，就是食毒、水毒、瘀血是三种重要的致病因素："食，水，瘀血三者，均属人体的自身中毒，为发病的根本原因，亦中医学的伟大发明。"（冯世纶《胡希恕讲伤寒杂病论》），有一节"论食水瘀血致病"，其中谈到了胡希恕先生在论及"水毒"时说："水毒大多由于肾功能障碍而使液体废物蓄积的结果，他如汗出当风、久伤取冷亦往往使欲自皮肤排出的废物滞留于体内，因成自身中毒证。仲景书中谓为湿、饮、水气者，皆水毒之属。"（冯世纶《胡希恕讲伤寒杂病论》）

胡希恕先生还认为："人体本身有抗御疾病的良能……而人之所以发病，概由于患病的机体隐伏有食、水、瘀血三者中的一种、二种或三种的自中毒，减弱其抗病功能的结果。"（冯世纶《胡希恕讲伤寒杂病论》）这个说法实可谓要言不烦。

我认为，胡希恕先生所论述的食毒、水毒、瘀血三者，不仅是人体发病的根本原因，而且是人体所发病证的基本病机，非常符合《伤寒论》《金匮要略》经方辨治法度的。

因水、湿、痰、饮多为阴邪，其产生责之于中焦胃气，病理关键在于"遇寒则凝，得阳则运，得温则化"，治之重在三焦阳气的温化，特别是温中通阳化气。所以，《金匮要略·痰饮咳嗽并脉证并治》第 15 条是治疗痰饮的总则："病痰饮者，当以温药和之。"

二、《伤寒论》《金匮要略》论水、湿、痰、饮证

我认为，弄清水、湿、痰、饮致病特点，还是要从《伤寒论》《金匮要略》谈起，《伤寒杂病论》实际上就是一部水津大论，治病主要就是治水护津。

水、湿、痰、饮在具体所致的病证上，应该分开论述；在泛指致病因素时，可不必分开，统一称之为"水饮"，这也是符合仲景思维精神的。

在《伤寒论》《金匮要略》中，水、湿、痰、饮都有论及。

1. 水邪（水邪之气，水气）致病的基本特点

《伤寒论》第 40 条说："伤寒表不解，心下有水气，干呕，发热而咳，或渴，或利，或噎，或小便不利，少腹满，或喘者，小青龙汤主之。"这里的"水气"即指水饮之邪停聚于心下，夹气上逆而干呕、喘咳、噎，下趋而少腹满、小便不利或下利等。方选小青龙汤。

《金匮要略·水气病脉证治》第 1 条说："病有风水，有皮水，有正水，有石水，有黄汗。风水，其脉自浮，外证骨节疼痛，恶风；皮水，其脉亦浮，外证胕肿，按之没指，不恶风，其腹如鼓，不渴，当发其汗；正水，其脉沉迟，外证自喘；石水，其脉自沉，外证腹满不喘；黄汗，其脉沉迟，身发热，胸满，四肢头面肿，久不愈，必致痈脓。"这里的风水、皮水、正水、石水、黄汗都属于水气（水饮湿气）病的范畴。

风水为水气在表，水肿兼有风邪束表。依据证机可选越婢汤，或防己黄芪汤或麻黄附子汤（麻黄附子甘草汤）。

皮水为水气聚于肌表而按之凹陷，无风邪。依据证机可选防己茯苓汤，或越婢加术汤或甘草麻黄汤。

正水为水气凝聚逆于中、上焦而喘或胸腹满。依据证机可选桂苓五味

甘草去桂加干姜细辛半夏汤或苓甘五味加姜辛半夏杏仁汤。

石水为水气凝聚于中、下焦而腹满不喘。依据证机可选桂枝去芍药加麻黄细辛附子汤或枳术汤。

黄汗为水气蕴积于肌肤，营卫郁滞，郁而化热，外有水饮湿气，内有里热外蒸，湿热阻遏，寒热夹杂，汗出色黄，久而可致痈脓。方选黄芪芍药桂枝苦酒汤或桂枝加黄芪汤。

水邪致病，范围甚广。因为，水邪变动不居，上下表里，无所不到。水为有形之邪，水液输布失常，在表则泛溢肌肤而表现为水肿，在中上焦表现为腹部胀满、呕逆泄泻等症状，在上焦表现为眩晕、昏冒、心悸、咳喘等症状，在下焦表现为小便不利等症状。

2. 湿邪致病的基本特点

《金匮要略·痉湿暍病脉证治》第15条："湿家之为病，一身尽疼，发热，身色如熏黄也。"湿家就是湿气蕴于肌表，不仅一身尽疼，而且邪难外发而湿热互结，发热而身黄，此乃暗黄。依据证机可选茵陈五苓散。

《金匮要略·痉湿暍病脉证治》第15条："伤寒八九日，风湿相搏，身体疼烦，不能自转侧，不呕不渴，脉浮虚而涩者，桂枝附子汤主之；若大便坚，小便自利者，去桂加白术汤主之。"这条所说为少阴表证，表虚寒夹风湿相搏，风寒湿三气杂至。依据证机可选桂枝附子汤或白术附子汤。

《金匮要略·痉湿暍病脉证治》第22条："风湿，脉浮，身重，汗出恶风者，防己黄芪汤主之。"表虚，风邪与湿邪滞表，风湿相搏，身重或疼痛，汗出恶风。依据证机可选防己黄芪汤。

《金匮要略·痉湿暍病脉证治》第21条："病者一身尽疼，发热，日晡所剧者，名风湿。此病伤于汗出当风，或久伤取冷所致也。可与麻黄杏仁薏苡甘草汤。"这一条为风邪束表，卫津抗邪变为水湿而蕴积于肌表、关节、筋骨，风湿相搏，疼痛较剧。当透发表邪而兼祛湿。依据证机可选麻黄杏仁薏苡甘草汤。

湿邪湿性重浊、黏滞，最易阻遏气机，损伤阳气，发病多迁延难却。湿邪侵及人体，常留滞困阻于脏腑经络，阻遏气机，致使气机升降失常，经络阻滞不畅，出现头重如裹，全身以及四肢酸懒沉重，胸闷脘痞，小便短涩，大便不爽等症状。

3. 痰饮致病的基本特点

痰饮是《伤寒论》《金匮要略》中一个大的概念，一般水气病多以"痰饮"泛指。

《金匮要略·痰饮咳嗽病脉证并治》中说："问曰：夫饮有四，何谓也？师曰：有痰饮，有悬饮，有溢饮，有支饮。问曰：四饮何以为异？师曰：其人素盛今瘦，水走肠间，沥沥有声，谓之痰饮；饮后水流在胁下，咳唾引痛，谓之悬饮；饮水流行，归于四肢，当汗出而不汗出，身体疼重，谓之溢饮；咳逆倚息，短气不得卧，其形如肿，谓之支饮。"

这里所说的痰饮病就是以水饮之邪所停聚的具体部位而分类的。痰饮、悬饮、溢饮及支饮的病机为水饮停聚，依据水饮停聚部位不同而证候各异。

广义的痰饮为四饮的总称，如《金匮要略·痰饮咳嗽病脉证并治》篇名中的"痰饮"。

狭义的"痰饮"，为四饮之一，是指水饮停留于中下焦胃肠逆乱所致的病证，主要临床表现：胸胁支满，胃脘有振水音，呕吐清稀痰涎，口不渴或渴不欲饮，头晕目眩，心悸气短，苔白滑，脉弦滑。依据证机可选五苓散、苓桂术甘汤、茯苓泽泻汤、肾气丸、真武汤、茯苓四逆汤等。

悬饮，是指水饮流注于胁下所致的病证，因上不在胸中，下不及腹中，故名悬饮。水饮之邪悬停于胁下，上逆而产生咳嗽，并牵引胁下疼痛。依据证机可选十枣汤。

溢饮，是水饮流行于四肢肌表所致的病证，水饮流行在四肢，困束留滞于肌表、四肢、百骸，会出现身体疼痛、肌肉重滞等症。依据证机可选小青龙汤，或大青龙汤，或越婢汤，或越婢加术汤，或续命汤类、真武汤、茯苓四逆汤。

支饮，是饮邪聚于胸膈，留滞于胁下、心下或肌表，上逆于上焦则咳嗽气喘，短气不能平卧，溢于表位则水肿。支饮可以说是痰饮病所出现证候的总括，因为其证候涵盖了痰饮、悬饮、溢饮三证，如"咳逆倚息，短气不得卧（痰饮、悬饮，"心下有痰饮，胸胁支满"），其形如肿（溢饮），谓之支饮"。依据证机可选苓桂术甘汤、泽泻汤、小半夏汤、小半夏加茯苓汤、真武汤、茯苓四逆汤、茯苓桂枝五味甘草汤、葶苈大枣泻肺汤、木防己汤、木防己汤去石膏加茯苓芒硝汤、枳实薤白桂枝汤、厚朴大黄汤等。

水、湿、痰、饮四者常相合为病，在机体内外上下或停留，或痹着，或上逆，或下趋，常随其发病部位的不同而产生多种复杂的病证，为病常变幻多端，最难医治。所以，孙思邈曾说"大凡水病难治"，《华佗神方》也说"人生百病，最难者莫出于水"。痰饮水气病机层次不一，治疗方法很多，须观其脉证，知犯何逆，随证治之。

通常所说的痰邪也属于痰饮的范畴，致病广泛且无病不有。常言道：怪病多痰，久病多痰。

痰邪的生成途径有多种。素体阳虚，或年高久病，或劳欲过度，真阳不足，水液失于气化转输，停聚为饮，变生痰浊。气虚血行不畅，津液代谢障碍（内分泌功能紊乱），气机阻滞，湿浊内停而生痰。血瘀日久化火，煎熬津液而成痰。脏腑功能失常而生痰。如饮食不节，过食肥甘厚味，损伤脾胃，或忧思劳倦伤脾，以致脾气虚弱，健运失职，湿浊内停，积聚成痰；或肺气不足，宣降失司，水津不得通调输布，津液留聚而生痰；或肾虚不能化气行水，水泛而为痰；或肝气郁结，气郁湿阻而生痰。浊脂化痰，浊脂即是异常的脂膏，是正常的脂膏不为人体所利用而蓄积的病邪。

痰邪就是水湿津液凝滞的病理产物，特性是稠厚黏滞，"痰者，稠而极黏"（清·周学海《读书随笔》），也就是说痰有黏腻、阻滞的特性和致病持点。

痰邪侵及人体，常"随气升降，无处不到"（元·朱丹溪《丹溪心法》），形成很多种疾病，"百病中多有兼痰者，世所不知也"，这的确是事实。痰邪可黏滞于人体的任何部位，并以其有形之质而成阻滞不通的诸多症状，不通就会造成局部气血津液不畅，脏腑组织经络失于荣养。如痰邪能与血结而使血流黏聚变稠而成瘀，可造成诸多疼痛的症状。痰邪黏滞于气道，可造成咳嗽、哮喘、短气等症状。痰邪迷闷神窍，可使神机逆乱而造成癫、狂、痫、昏仆等症状。痰浊黏滞于心脉，阻滞心气，可造成心悸怔忡等症状。痰性的黏腻还最容易聚邪碍正，与其他病邪合邪，而成痰湿、痰瘀、痰火等病证，并且痰邪因其黏滞性往往使病情缠绵难愈。总之，痰邪致病是非常广泛的，俗称痰邪致病有八大证：咳、喘、悸、眩、呕、满、肿、痛。

三、瘀证

瘀血是指全身血脉运行不畅，或者局部血液停滞，或体内存在离经之血未能消散等所致的病理状态。瘀血也称为血瘀。教科书上有关瘀血的定义为：凡离经之血不能及时排出和消散，停留于体内，或血行不畅，壅遏于经脉之内，及瘀积于脏腑组织器官的，均称为瘀血。

不少急慢性病证，特别是慢性久病基本上都兼有瘀血。瘀证是广泛出现于临床各科疾病过程中的重要的病理改变，是决定疾病发生、发展与转归的主要因素之一。

真正明确提出"瘀血"的名称，并详尽地提出辨证施治者，就是医圣张仲景。张仲景在《伤寒论》《金匮要略》中，辨治瘀血的法度和方剂在临床上都是非常好用、广用而且是奇效的。

桃核承气汤、桂枝茯苓丸、当归芍药散和抵当汤，这些方子都可以据证合方应用。

桂枝汤、桂枝茯苓丸、当归芍药散、温经汤、大黄牡丹汤、桂枝加大黄汤、厚朴七物汤、桃核承气汤、下瘀血汤（瘀血内结）、抵当汤、抵当丸、大黄甘遂汤（《金匮要略·妇人杂病脉证并治》第13条："妇人少腹满如敦状，小便微难而不渴，生后者，此为水与血俱结在血室也，大黄甘遂汤主之。"）、大柴胡汤、大黄䗪虫丸，下瘀血汤、鳖甲煎丸，大承气汤（《金匮要略·妇人产后病脉证治》第7条："产后七八日，无太阳证，少腹坚痛，此恶露不尽，不大便，烦躁发热，切脉微实，再倍发热，日晡时烦躁者，不食，食则谵语，至夜即愈，宜大承气汤主之。热在里，结在膀胱也。"）（瘀血内结兼阳明腑实），枳实芍药散（《金匮要略·妇人产后病脉证治》第5条："产后腹痛，烦满不得卧，枳实芍药散主之。"）

伤寒大家胡希恕先生临证最擅长应用"桂枝茯苓丸"和"当归芍药散"这两个经方，常常据证灵活加减并与他方合用，曾用大柴胡汤加桂枝茯苓丸、柴胡桂枝干姜汤加当归芍药散辨治外感内伤的很多病证，特别在辨治冠心病和脑病时，更是将这两个方子活用到了炉火纯青的境界。

《伤寒杂病论》治疗瘀血的组方，严谨而灵活多变，疾病千变万化，瘀血兼夹证者并不少见，特别是现代危害民众身体健康的几大重要的慢性病，如冠心病、脑卒中、糖尿病，以及恶性肿瘤等，更是多见瘀血兼夹之证，特别是瘀血与痰饮互结为病。所以，我们在辨治病证中，也必须注意辨明瘀血病证的兼夹证，以全面治之。

四、郁证

现代社会，浮躁的心态、竞争的压力、环境的污染、不良生活习惯等都可造成心理应激，包括怒、恨、怨、恼、烦、忧等过激的情志因素，致使不少病证都兼有郁证，也就是情志不舒而致气机郁滞及气机逆乱的病机。

气为津血之帅，气行则血行、津液化，气郁则可以造成气血闭阻，或津液输布、代谢障碍，或气滞痰凝，或气血逆乱，或气血津液耗伤，或郁而化火等证，致使脏腑阴阳气机失调。如出现心情抑郁，或精神恍惚，易怒善哭，或焦虑不安，或失眠，或胁肋胀痛，或胃脘胀满，或心慌头晕，或胸痹，或中风，或咽中如有异物梗阻等证。所以，六经（病）辨证也要重视郁证，可以据证应用四逆散、桂枝加龙骨牡蛎汤、五苓散、半夏厚朴汤、枳实薤白桂枝汤、橘枳姜汤、甘麦大枣汤、小柴胡汤、柴胡加龙骨牡蛎汤、百合地黄汤、百合知母汤、橘皮竹茹汤、甘草泻心汤等方辨治。

五、痞证

《伤寒论》所说的痞证，是临床上最常见的病证，不仅可单独发病，而更多见于一些急、慢性病症的兼症中。痞证分广义的痞证和狭义的痞证。

广义的痞证为水热互结于病机中心，就是说病位（病邪反应的部位）不一定就在心下的痞结，可能发生在口腔、前后二阴，可能发生在皮肤之表（湿疹外结），也可能发生在胸胁（胁下痞硬）或两乳房部（乳腺增生）。病机为寒热虚实错杂，气机痞塞不通。

狭义的痞证，寒热错杂之痞证多见，属厥阴病，核心病机是太阴虚寒水饮与阳明里热（郁火）寒热错杂互结于中、上焦胸脘、腹部，水火不交（水火不济）而致气机痞塞不通，升降失常。郁结痞满，阻塞不通，患者自觉心下窒塞胀闷不舒，但按之却柔软，有或无压痛，这个特点可以概括为：外无形迹，内无压痛，自觉痞满不舒。正如《伤寒论》第154条所说："心下痞，按之濡。"第149条所说"但满而不痛者，此为痞"，但此"满而不痛"，是与条文内"心下满而硬痛者，此为结胸也，大陷胸汤主之"的结胸证对比而说的，并不是说泻心汤的痞证无痛，满而痛但不拒按的泻心汤证临证很常见，我们不要局限了经方应用思路。

痞证的病机，总由中焦寒热互结，也就是虚寒水饮与湿热互结，致使气机阻滞，升降失常。主要病机为《伤寒论》第151条所说："但气痞耳。"痞证多见于少阳病和厥阴病。兼夹痞证者，可用五个泻心汤辨治。

厥阴痞证者，水热互结，气机升降失常所致之便秘或排便不爽，都可用半夏泻心汤。半夏泻心汤为太阴阳明合病属厥阴，主治寒热错杂，寒多热少之证。厥阴寒热错杂痞证泻心汤类方，由半夏泻心汤变化而来。

半夏泻心汤证病机：胃虚，寒热水火互结于心下，中焦气机升降逆乱，主症为上呕、下利。治疗机制：攻补兼施，辛开苦降，燮理中焦，调和湿热，阴阳并调，和中降逆消痞。方源理中汤，以胃中不和为主，是治疗寒热错杂痞证的代表方。

生姜泻心汤病机：胃中不和（胃津虚），水饮盛（寒湿），水停食滞与里热（湿热）互结，寒热错杂，寒多于热。主症：噫，嗳气，食臭，下利。功效：和胃降逆，散水消痞。这个方子在半夏泻心汤基础上减干姜为一两，加生姜四两，也属于辛开苦降甘调之法，主用于寒热错杂之痞证中偏重于胃虚不化水谷、水食停滞，呕、利为主而痞次之，兼夹表证。生姜量大一是加强温中之功，二是发越表里之水气。

甘草泻心汤病机：胃虚津血亏，寒饮上逆，水热互结，湿热蕴毒。主症：心下痞硬满，干呕，肠鸣，协热利，心烦不得眠，口咽二阴溃疡。功在温中养胃补津，散结消痞，清热化饮，燥湿解毒，升清降浊。这个方子是在半夏泻心汤基础上加重甘草至四两（《伤寒论》甘草泻心汤之甘草为炙甘草，《金匮要略》甘草泻心汤之甘草为生甘草，养胃气（津）之中寓清热解毒之意），适用于寒热错杂之痞证中偏重于胃气虚弱，痞、利为主，呕次之，或口咽二阴溃疡，可治心烦不寐。炙甘草重用为四两，一则充分补养固护胃气津液，二则缓急安神除烦。

大黄黄连泻心汤：功效为泻热消痞。这个方子以其轻扬之性，清宣无形邪热，是治疗单纯热痞证的主方。

附子泻心汤：功效为泻热消痞，扶阳固表。这个方子以大温大热的附子与大苦大寒的大黄、黄连、黄芩相伍，寒温并用，补泻兼施，是治疗热痞兼表阳虚证的主方。

六、结证

结证包括气、血、水、火、食结。关于"结"，《伤寒论》有不少论述，

《伤寒论》群方之冠桂枝汤就是通闭解结的经方之首，桂枝汤的重要功效为调和营（荣）卫，而调和营卫关键就在于通闭解结。如第53条："病常自汗出者，此为荣气和，荣气和者，外不谐，以卫气不共荣气谐和故尔。以荣行脉中，卫行脉外，复发其汗，荣卫和则愈，宜桂枝汤。"这一条就精辟地指出了桂枝汤证的核心病机：外有邪气闭结，而卫气（津）在脉外攻邪，不能与脉内荣气和调相谐而行。以桂枝汤通闭解结，令营卫谐和相符而行，病则当愈。

《伤寒论》小柴胡汤及类方证之"胸胁苦满""胁下硬满""阳微结""热入血室，其血必结"，大柴胡汤证之"心下急"，柴胡加芒硝汤证之"胸胁满……潮热"，柴胡桂枝干姜汤证之"胸胁满微结"，柴胡加龙骨牡蛎汤证之"胸满烦惊……谵语，一身尽重不可转侧"，四逆散证之"四逆"，柴胡桂枝汤证之"心下支结"等，无不是气、血、水、食等邪郁、瘀、闭结，导致表里、三焦阴阳气机升降出入失常而发诸证。

《伤寒论》第180条："阳明之为病，胃家实是也。"这一条提纲挈领地阐释了胃肠道系统的津伤燥结。大承气汤、小承气汤、调胃承气汤、桃核承气汤证中的"胃中燥，大便必硬""胃中燥烦实""日晡潮热""汗出谵语""腹满""手足溅然汗出""汗出溅溅然""燥屎""热结膀胱……少腹急结"等皆系阳明里结之痞满燥烦实之结证。

《伤寒论》第128条："问曰：病人有结胸，有脏结，其状何如？答曰：按之痛，寸脉浮，关脉沉，名曰结胸也。"第129条："何谓脏结？答曰：如结胸状，饮食如故，时时下利，寸脉浮，关脉小细沉紧，名曰脏结。舌上

白胎滑者，难治。"第 130 条："脏结，无阳证，不往来寒热，其人反静，舌上胎滑者，不可攻也。"这三条阐释了水、热、瘀互结于胸胁、脘腹部的热实结胸证，与阴寒、水饮、瘀血凝聚于胸胁、脘腹部的阴寒脏结证的脉证区别及预后。

《伤寒论》第 106 条："太阳病不解，热结膀胱，其人如狂，血自下，下者愈。其外不解者，尚未可攻，当先解其外。外解已，但少腹急结者，乃可攻之，宜桃核承气汤。"此条论述了血热互结于下焦的主症和治则。

《伤寒论》157 条："伤寒汗出解之后，胃中不和，心下痞硬，干噫食臭，胁下有水气，腹中雷鸣下利者，生姜泻心汤主之。"此条论述了水热互结于中焦而心下痞硬的证治。

《伤寒论》第 340 条："病者手足厥冷，言我不结胸，小腹满，按之痛者，此冷结在膀胱关元也。"这一条论述了陈寒客冷凝结于下焦的证候。

七、燥证

《伤寒论》第 116 条："微数之脉，慎不可灸，因火为邪，则为烦逆。追虚逐实，血散脉中，火气虽微，内攻有力，焦骨伤筋，血难复也。"此条明确指出了火邪易伤津血而燥的病机和证候：脉微（津血虚）数（热），烦躁、火气上逆（呕逆，咳逆、狂越等），焦骨伤筋（津液枯燥不养筋骨，肌肉不和而痉挛）。

《素问·阴阳应象大论》说："燥胜则干。"《素问·至真要大论》："诸燥狂越，皆属于火。"指虚热（火）或实热（火）所致之表、里燥胜而津伤可出现干燥之证，燥气太过，就会耗伤津液，出现口唇、鼻咽干燥，皮肤燥裂，干咳，大便干结等伤津之象；或阳明热盛，津血伤而不养心神，出现神情烦躁，躁动不安，谵语，甚则昏狂无制，或登高而歌，或弃衣而走等危笃之证。金代医家刘完素在《素问玄机原病式》说："诸涩枯涸，干劲皴揭，皆属于燥。"具体指燥证基本证候，要言不烦。燥证用白虎、承气、栀子、黄芩类汤方清热养津、通里存津等辨治。

第五节 医案

医案九：脑梗头晕上臂肿　续命机转方圆融

马某，男，60岁，2021年9月7日初诊。

主诉： 头晕、肢体无力伴右前臂水肿半年余，加重2个月余。

病史： 有高血压病20余年，冠心病3年，慢性阻塞性肺疾病7年。半年前，出现语言不利、行走笨拙、饮水呛咳、肢体僵硬等症状，曾住某医院治疗。于6月19日又出现头晕、头痛伴呕吐，语言不利伴行走不能等症状，去省某医院以"语言不利3月，加重9小时"为主诉收治入院，诊为脑梗死急性期、冠心病，住院治疗两月余，出院后诸症虽有所减轻，但仍然头晕、语言不利、左侧肢体无力伴右前臂水肿，经治西医已束手无策。求治于中医。

刻诊： 精神可，头晕，头重脚轻，头项强痛，语言不利，左侧肢体无力，右前臂凹陷性水肿伴酸痛，咳嗽，咳黄白相间黏痰，时胸闷，无心慌，无汗，无恶寒发热，无口苦咽干，口渴，心烦，纳可，二便调。舌暗，舌体胖大，边有齿痕，苔白微黄腻。脉左寸关弦、尺沉，右寸关浮紧、尺沉涩。颅脑CT示：多发性脑梗死。冠脉CTA示：冠脉多发狭窄，局部重度。上肢动、静脉血管彩超示：右上肢腋、肱、桡、尺静脉未见异常，右上肢动脉未见明显异常。

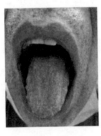
（图3-5-1）

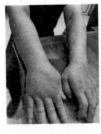
（图3-5-2）

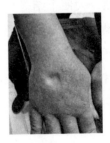
（图3-5-3）

六经脉证辨析：头晕，头重脚轻，右前臂凹陷性水肿伴酸痛，咳嗽咳黄白相间黏痰，时胸闷，舌体胖大，边有齿痕，苔白腻。脉左寸关弦、尺沉，右关尺沉。辨为太阴病，胃虚水饮上逆，溢饮。

头项强痛，右前臂凹陷性水肿伴酸痛，无汗，舌体胖大，边有齿痕，苔白腻。脉左寸关弦、尺沉，右寸关浮微紧、尺沉，辨为太阳病，营卫郁闭，寒湿痹表。

黄黏痰，口渴，心烦，舌苔微黄腻。辨为阳明热扰上焦，热伤津液。

语言不利，肢体无力，舌暗，舌体胖大，边有齿痕，苔白微黄腻。脉左寸关弦、尺沉，右尺沉涩。颅脑CT：多发脑梗死。冠脉CTA：冠脉多发狭窄，局部重度。辨为太阴病，瘀饮互阻心脉脑络，清窍失养。

六经（病）辨证：太阳阳明太阴合病。瘀证，饮证。

中医诊断：中风后遗症，痹证。

核心病机：营卫郁闭，寒湿瘀交阻不通。

治疗：《千金》西州续命汤化裁：麻黄15g，桂枝20g，赤芍20g，炙甘草15g，黄芩15g，川芎20g，当归20g，防风20g，粉防己15g，干姜15g，石膏30g，黄芪90g，砂仁15g（后下），茯苓40g。

皆为免煎中药配方颗粒，5剂，日1剂，分2次开水冲服。嘱：忌烟酒，忌寒凉、辛辣刺激及过于油腻饮食，加强功能锻炼。

治疗思路：该案诸症还是中风病所致，此中风不是太阳、少阴中风，或太阴中风，厥阴中风，少阳中风等病证，而是一种特殊的中风病，即西医学的脑卒中（脑梗死或脑栓塞或脑出血），是因各种诱发因素引起脑内动脉狭窄、闭塞或破裂，而造成急性脑血液循环障碍的一种疾病。临床表现为一次性或永久性的脑功能障碍及肢体功能障碍，出现偏瘫或失语等症状，属于中医中风病的范畴。

脉证合参，该证主在营卫郁闭，寒湿瘀血交阻不通，病机的重点就是"不通"，而治之关键在于"通"。所以疏方《千金》西州续命汤以通闭解痹结。加黄芪并重用是因为黄芪不仅主大风，而且养胃气、津液而除水饮浊邪，《本经》论黄芪："味甘，微温。主痈疽久败疮，排脓止痛，大风癞疾，五痔鼠瘘，补虚，小儿百病。"《别录》论黄芪："无毒。主治妇人子脏风邪气，逐五脏间恶血，补丈夫虚损，五劳羸瘦，止渴，腹痛泄利，益气，利阴气。"加砂仁是因为砂仁辛温，温中行气除湿邪，通上达下开郁结，明代医家缪希雍《神农本草经疏》论砂仁："入足太阴、阳明、厥阴、手太阴、阳明、厥阴。"明代医家倪朱谟《本草汇言》论砂仁："温中和气之药也。若上焦之气梗逆而不下，下焦之气抑遏而不上，中焦之气凝聚而不舒，用砂仁治之，奏效最捷……通畅三焦，温行六腑，暖肺醒脾，养胃养肾，舒达肝胆不顺不平之气。"清代医家郑钦安《医理真传·卷二》论砂仁："能宣中宫一切阴邪，又能纳气归肾。"所以我临床上对于一些有心脑血管病、糖尿病等有中虚寒湿浊邪证患者常在对证方药中加入砂仁一味，疗效很好，这也是一个用药诀窍。

加茯苓以加强化气生津、利水湿之功，《本经》论茯苓："味甘平。主胸胁逆气，忧恚，惊邪，恐悸，心下结痛寒热烦满咳逆，口焦舌干利小便。久服安魂魄养神。"茯苓入三阴，不仅降逆化饮，化气生津，更重要的是能够疏调气机，除水气结滞。

关于脑中风与续命汤类方

中医学认为，中风是由于阴阳失调，气血逆乱，上犯于脑所引起的以猝然昏仆，不省人事，伴口舌喎斜，半身不遂，语言不利，或偏身麻木，或不经昏仆而仅以偏瘫不遂为主要表现的病证。因为中风的起病比较急骤，变化迅速，与自然界风邪的特征相似，所以古人就以风邪来类比，名为中风。这个中风，可以是正虚而外感风邪所诱发，也可以是内伤正虚而致，但症状反应于表位，与《伤寒杂病论》六经（病）辨治和法度有密切联系。唐宋以前辨治中风病，多用续命汤类方，如大、小续命汤等，收录在《金匮要略》《古今录验》《备急千金要方·卷八·诸风》《外台秘要》中，是古代五脏偏枯中风的通治方，也就是中风的专病专方。治愈率是很高的。孙思邈深有体会，他在《备急千金要方·卷八·诸风》中"论杂风状第一"中说："凡风之伤人，或为寒中，或为热中，或为疠风，或为偏枯，或为贼风"，屡次提及中风须"服续命汤""急服续命汤""若为急风邪所中……急服续命汤，可救也"；在"诸风第二""大续命汤"条文中说"古法用大小续命二汤，通治五脏偏枯贼风"，"《外台》名续命汤，范汪同云是张仲景方"，在"小续命汤"条文中说："诸风服之皆验，不令人虚。"

唐代医家甄立言《古今录验》续命汤被宋代收录入《金匮要略·中风

历节病脉证并治》篇，进一步说明此方治疗中风痱不仅有效，而且是仲景方。明末清初医家汪昂在《汤头歌诀》中"小续命汤下"的按语里说："此方今人罕用，然古今风方，多从此方损益为治。"说明续命汤是古代治风的根本方。清代医家陈修园在《医学三字经·中风第二》中对续命汤的理解得更为深刻："人百病，首中风，骤然得，八方通，闭与脱，大不同，开邪闭，续命雄。"说明续命汤自古为中风专用方。

因为脑中风证病位在表，核心病机就是八个字：营卫郁闭，络虚邪滞。病机的重点就是"不通"，而治之关键在于通。因此，不论是外邪犯表，还是内伤化风出表，治疗上都要以表证为重点，以通闭结为关键，就要以用大、小续命汤来治风为主，扶正养胃气津液，开泄表闭，透达营卫，祛风通络。续命汤治疗中风疗效是明显的。

续命汤方证病机有太阳或少阴表证中风，络脉空虚，血瘀、痰凝化火生风上逆，夹杂太阴寒饮上逆及阳明热伤津液。续命汤功能开泄祛风，透解太阳或少阴表邪，破除上焦血瘀、痰凝，清热生津，降逆气而祛痰。主药就是麻黄和桂枝。《本经》论麻黄："味苦，温。主中风，伤寒，头痛，温疟，发表出汗，去邪热气，止咳逆上气，除寒热，破癥坚积聚。"《别录》论麻黄："微温。无毒，主治五脏邪气缓急，风胁痛，字乳余疾。止好唾，通腠理，疏伤寒头痛，解肌，泄邪恶气，消赤黑斑毒。"所以，麻黄辛温开腠理、通阳发表于皮毛，配伍桂枝有较强的透表解肌达邪、发越水湿、活血逐瘀通脉之功。

麻黄是一个宣通表里，透达内外的良药，不仅"主中风，伤寒"（《本经》），还能通腠宣郁，温经通阳。更重要的是，麻黄力能"破癥坚积聚""通九窍，调血脉"（《日华子本草》）。

《本经》论桂枝："味辛温。主上气咳逆，结气喉痹，吐吸，利关节，补中益气。"清代药用植物家邹澍在《本经疏证》中全面概括了桂枝的功效："盖其用之道有六，曰和营，曰通阳，曰利水，曰下气，曰行瘀，曰补中。其功之最大，施之最广，无如桂枝汤，则和营其首功也。"

桂枝甘温补中虚，养胃气滋津液，入与于血脉之中又能温通阳气。桂枝和肉桂可在此方中据以证机互换，可一并使用，也可择一而用。桂枝不仅能宣散温通瘀痰饮互结阻滞的结气，疏利筋骨关节，更重要的是，桂枝能引诸药到达病处，为"诸药先聘通使"。

我们看续命汤系列方子，几乎方方都有麻黄和桂枝这两味药，说明中风的治疗一定要以表证为关键点，从风来论治。

麻黄配桂枝，通表透里，调和营卫，通阳活血，降逆祛痰化饮。

目前，明白续命汤的奥旨，会用或善用续命汤的医生不多见。中医辨治中风疗效并不尽如人意，中风的治疗主要以西医为主，这实际上是丢弃了中医辨治中风的一个正确的思路、一个有效的经方。

二诊：患者诉住院两个月，水肿丝毫未消，这个方子只服5剂右前臂水肿就渐消，睡眠也好多了，意外的是，原颈椎强硬疼痛处的一个凸起的包块也缩小了，疼痛减轻，但仍然酸痛较重。原方调整药味药量继服观察：《千金》西州续命汤化裁：麻黄20g，桂枝30g，赤芍30g，炙甘草15g，黄芩15g，川芎30g，当归20g，防风20g，粉防己15g，干姜15g，石膏30g，黄芪120g，羌活30g，醋莪术20g。皆为散装中药配方颗粒，5剂，日1剂，分2次开水冲服。嘱：忌烟酒，忌寒凉、辛辣刺激及过于油腻饮食，加强功能锻炼。

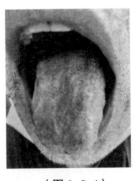 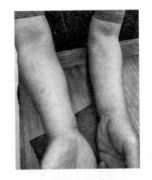

（图3-5-4）　　　　　　（图3-5-5）

治疗思路：因为续命汤已经见效，仍然以原方为主干，增加麻黄、桂枝、赤芍、川芎的用量以加强通痹祛风、活血化瘀之力，二诊加莪术是为了加强行气破瘀、逐水止痛之效，与黄芪配伍，祛瘀逐水而不伤正。清代医家陈士铎《本草新编》论莪术："味苦、辛，气温，无毒。入肝、脾二经，血分中药也。专破气中之血，癖可去，止心疼，通月经，消瘀血，治霍乱，泻积聚，理中气。乃攻坚之药……专入于气分之中以破血，虽破血，然不伤气也。"明代医家李梴《医学入门》论莪术："能逐水，治心痹病，破气痞。"现代药理学研究表明，莪术具有抗肿瘤、抗血小板聚集、抗血栓、调血脂、抗动脉粥样硬化、抗炎镇痛等多种药理学作用。加羌活以疏导血气，通利机关，祛风除湿止痛。明代医家倪朱谟《本草汇言》论羌活："功能条达肢体，通畅血脉，攻彻邪气，发散风寒风湿……风证以主治痿、痉、癫痫，麻痹厥逆。盖其体轻而不重，气清而不浊，味辛而能散，性行而不止，故上行于头，下行于足，遍达肢体，以清气分之邪也。"在治疗风寒湿痹、酸痛不仁证上，羌活为良药。

三诊： 药后诸症好转，语言不利、右前臂水肿酸痛明显减轻，颈项部疼痛基本消失，仍然头晕，但比前减轻，已无头重脚轻感，原走路不到 1 公里就累，现每天能走 3～5 公里。近两天因受寒凉，原慢性阻塞性肺疾病又合并感染，咳嗽、咳黄白相间黏痰、胸闷、口苦、咽干、口渴，无恶寒发热，纳可，舌暗红，舌边尖赤红，舌体胖大，边有齿痕，苔白微黄腻。脉左寸关弦、尺沉，右寸关浮弦、尺沉涩。颅脑 CT 示：多发脑梗死。冠脉 CTA 示：冠脉多发狭窄，局部重度。上肢动、静脉血管彩超示：右上肢腋、肱、桡、尺静脉未见异常，右上肢动脉未见明显异常。胸部 CT 示：慢性阻塞性肺疾病合并左上肺感染。

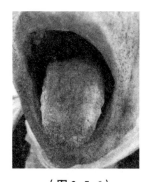
（图 3-5-6）

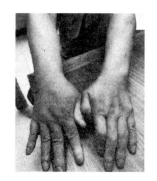
（图 3-5-7）

六经脉证辨析： 头晕，咳嗽咳白黏痰，胸闷，舌体胖大边有齿痕，苔白腻。脉左寸关弦、尺沉，右关尺沉。胸部 CT 示：慢性阻塞性肺疾病合并左上肺感染。辨为太阴病，胃虚停饮，气夹浊饮上逆。

胸闷，口苦咽干，脉左寸关弦，辨为少阳病，气机不利，上焦郁火伤及津血。

黄黏痰，口渴，舌苔微黄腻。辨为阳明热扰上焦，热伤津液。

语言不利，舌暗，舌体胖大，边有齿痕，苔白微黄腻。脉左寸关弦、尺沉，右尺沉涩。颅脑CT：多发脑梗死。冠脉CTA：冠脉多发狭窄，局部重度。太阴病，瘀饮互阻心脉脑络，清窍失养。

中医诊断：中风后遗症，咳嗽。

六经（病）辨证：少阳阳明太阴合病，属厥阴。瘀饮互结证。

核心病机：胃虚津伤饮逆，表里、三焦气郁血瘀。

治疗：《千金》麦苓前胡汤化裁：前胡20g，黄芩15g，北沙参15g，姜半夏18g，炙甘草15g，当归20g，茯苓60g，桂枝20g，白术20g，川芎20g，泽泻40g，麦冬30g，黄芪60g，生姜20g，大枣20g。

皆为散装中药配方颗粒。6剂，日1剂，分2次，开水冲服。

治疗思路：续命汤10剂后右前臂水肿消失大半，诸症减轻，但因体虚，遇冷又发胸闷、咳嗽、咳痰，头晕虽减轻，但仍在。此时证候已变，为胃虚津伤饮逆兼夹瘀饮互结，六经（病）辨证为少阳阳明太阴合病，属厥阴，需依据主症而抓主机，所以据证机改方《千金》麦苓前胡汤养胃补津、调和营卫、温中化饮降逆、活血祛瘀。《备急千金要方·胸痹第七》："前胡汤，治胸中逆气，心痛彻背，少气不食方。"和竹叶前胡汤同条，但在竹叶前胡汤主治证的基础上病机偏于胃虚水饮逆乱。

加白术能补胃健运，温化寒湿，降逆祛痰，逐水消肿。《本经》论术："味苦，温。主风寒湿痹、死肌、痉、疸。止汗，除热，消食。"《别录》论术："味甘，无毒，主大风在身面，风眩头痛，目泪出，消痰水，逐皮间风水结肿，除心下急满，及霍乱吐下不止，利腰脐间血，益津液，暖胃，消谷嗜食。"

四诊：药后咳嗽、咳痰减轻，胸闷，头晕持续好转，仍然上肢酸痛，三诊方加羌活30g，继服9剂。因羌活疏导血气，通利机关，祛风除湿止痛。

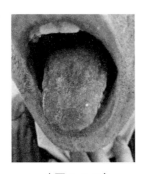

（图 3-5-8）

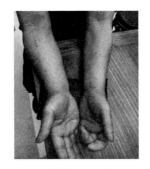

（图 3-5-9）

五诊：诸症持续好转，舌苔中后部浊腻，四诊方加重黄芪量至 90g，加砂仁 15g，继服上方 9 剂。

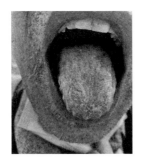

（图 3-5-10）

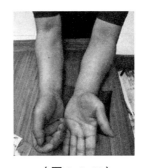

（图 3-5-11）

治疗思路：加砂仁为用方诀窍，在方中有时可起到画龙点睛之功，其能交通阴阳，斡旋三焦气机，温中行气除湿邪，通上达下开郁结。

六诊：咳嗽咳痰明显好转，继服上方 9 剂。

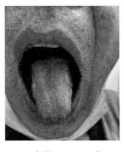

（图 3-5-12）

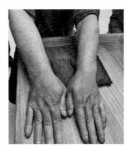

（图 3-5-13）

七诊：仍然轻度咳嗽咳痰，继服上方9剂。

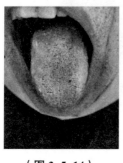
（图3-5-14）

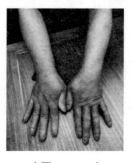
（图3-5-15）

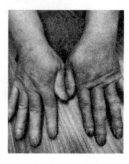
（图3-5-16）

八诊：咳嗽咳痰基本消失，水肿全消，语言顺畅，走路有力，嘱上方继服9剂，停药观察。患者及其家属非常感谢，说没有想到住院两个多月没有解决的疑难病证，吃中药治好了，而且面部颜色和体力恢复非常好。

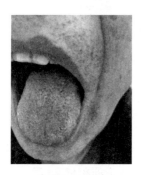
（图3-5-17）

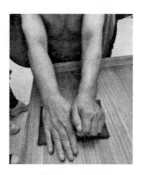
（图3-5-18）

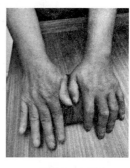
（图3-5-19）

治疗思路：中风的治疗疗程较长，要说服患者坚持治疗。孙思邈在《备急千金要方·治病略例》中说："若治风病应服治风汤者，皆非三五剂可知也。自有滞风洞虚，即服十数剂，乃至百余日可瘥也。"

医案十：面瘫难治寻经方　针药并用疗效彰

王某，男，12岁，2020年5月11日初诊。

主诉：左侧面瘫4天。

病史：4天前因天气较热，放学回来出汗较多，坐在空调房间里又急吹电扇，造成左侧面瘫，口眼向右侧㖞斜，眼睑闭合不全，伸舌㖞斜，搅拌困难，舌不知味，口角漏水，左侧面部知觉减退，并伴低热咽痛。去某医院检查：肺部CT等检查无异常，无疫区及疫区人员接触史。诊为贝尔麻痹，感冒。开了泼尼松、B族维生素、甲钴胺及阿莫西林、感康、清热解毒口服液等西药和中成药口服，无任何改善，家长焦急，求治。

刻诊：左侧面瘫，口眼向右侧㖞斜，眼睑闭合不全，伸舌㖞斜，舌搅拌困难，舌无味，口角漏水，左侧面部知觉减退，轻度发热（37.8℃），无恶风寒。咽干痛，口稍苦，口不渴，出汗较多，发病后情绪郁怒。无头痛、头晕、颈项强痛，无恶心呕吐，无胸胁满闷，二便调，舌体胖大，舌边尖红，舌苔上部薄黄、中部稍黄腻有裂纹，脉细数，左寸浮有力，右浮弦。

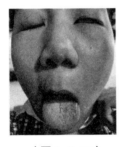 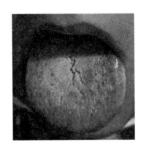

（图3-5-20）　　　　　　（图3-5-21）

六经脉证辨析：左侧面瘫，口眼向右侧㖞斜，眼睑闭合不全，伸舌㖞斜，舌搅拌困难，口角漏水，左侧面部知觉减退，出汗较多。苔薄白，脉左寸浮有力，辨为太阳中风证。表虚，风邪入中上焦络脉，面部经络失养，肌肉弛缓不收。

左侧面瘫，口眼向右侧㖞斜，眼睑闭合不全，伸舌㖞斜，口角漏水，左侧面部知觉减退，发热，咽干痛，口稍苦，出汗较多，情绪郁怒。舌边尖红，苔上部薄黄、中部稍黄腻有裂纹，右脉弦，辨为少阳中风证。气机郁滞，上焦郁火伤津（病在一侧，孔窍受邪，阴阳气机出入与交分之处失养）。

舌无味，舌体胖大，苔白腻滑，舌中裂纹，脉弦，辨为太阴病，中焦胃虚（胃津不足，胃气虚）。

中医诊断：面瘫病。

六经（病）辨证：太阳少阳太阴合病。郁证，瘀证。

核心病机：气机郁滞，表虚，上焦郁火。

治疗：柴胡桂枝汤加味。

柴胡24g，黄芩15g，党参10g，清半夏15g，桂枝20g，赤芍20g，炙甘草10g，防风20g，葛根40g，大枣6枚（切开），生姜30g（切片）。

5剂，每日1剂，分2次服。

嘱：忌吹空调电扇，忌辛辣刺激寒凉及过于油腻饮食，原服泼尼松逐渐减量，1周内停服，停服任何抗生素及感冒药。

治疗思路：面瘫（面神经炎）是因病毒感染、受寒等因素导致颜面局部神经性血管痉挛、神经缺血、水肿、功能受损。西医治疗基本上是急性期应用激素可以抗炎，减轻面神经炎性水肿，同时用B族维生素（B_1、B_{12}）等以促进神经髓鞘恢复。但不少患者因治疗不当而出现后遗症。

中医辨治此病有针药并用优势，早期（1周之内~10天）不可施行局部针刺治疗，以免局部瘀血、水肿加重，但可以实施健侧（缪刺）针刺，或选远端如合谷、大椎等穴位针灸治疗。该案系汗后受风所致，表证未解，邪又入少阳化热伤津，仍然发热咽痛。风邪入中上焦络脉，表虚，面部经络失养，肌肉弛缓不收。病在一侧，孔窍受邪，阴阳气机出入与交分之处失养。患者惧怕口眼㖞斜被同学笑话，所以心中极度烦郁，时暴怒。

依据主机气机郁滞，表虚，上焦火，疏方柴胡桂枝汤调和表里枢机，调和营卫，加防风、葛根能加强祛风、生津、升津之效。《本经》论防风："味甘温，无毒，主大风，头眩痛，恶风，风邪，目盲无所见，风行周身，骨节疼痹，烦满，久服轻身。"《别录》论防风："味辛无毒，主治胁痛、胁风头面去来，四肢挛急，字乳，金疮内痉。"防风在该案中不仅用于治疗风行头面，还能固表并能防治风中于里。《本经》论葛根："味甘平。主消渴，身大热，呕吐，诸痹，起阴气，解诸毒。"这味药"起阴气"，就是能够生津并使津液上布外达；"主诸痹"，就是能疏通各种痹阻滞不通的病证，特别是能够缓解面、颈、背部痹阻不通之证。

二诊：药后发热、咽干痛等感冒症状基本痊愈，仍然不时出汗，但减轻。面瘫好转，舌搅拌困难减轻，口角左侧面部知觉有所恢复，感觉口角不漏水了。左侧面部怕冷，口眼㖞斜，眼睑闭合不全，呲牙和笑时仍然比较明显，口渴饮水（温水）多，二便调。舌体胖大，舌边尖红，苔白滑，舌中裂纹，脉细，左寸浮有力，右寸关弦，尺沉。

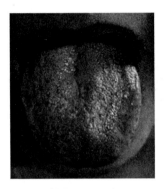

（图 3-5-22）

六经脉证病机辨析

左侧面瘫，口眼向右侧㖞斜，眼睛闭合不全，伸舌㖞斜，舌搅拌困难，口角漏水，左侧面部知觉减退，左侧面部怕冷，出汗。口渴饮水（温水）多，苔薄白，脉左寸浮有力，辨为太阳中风证：表虚，表寒，风邪入中上焦络脉，面部络脉失养，肌肉弛缓不收。

口渴饮水（温水）多，舌无味，舌体胖大，苔白腻滑，舌中裂纹，脉寸关滑弦，辨为太阴阳明合病，中焦胃虚（胃津不足，胃气虚）。

六经（病）辨证： 太阳太阴阳明合病。

核心病机： 营卫不和而津虚络脉失养。

治疗：

1. 桂枝汤加桂汤合桂枝加黄芪汤加味。

桂枝 30g，肉桂 10g，赤芍 20g，炙甘草 10g，防风 30g，葛根 60g，黄芪 60g，大枣 6 枚（切开），生姜 30g（切片）。

7 剂，每日 1 剂，分 2 次服。嘱：忌吹空调、电扇，忌辛辣刺激、寒凉及过于油腻饮食。

2. 针灸：大椎、合谷、牵正、地仓，攒竹透丝竹空。得气后不捻针，留针半小时。每天 1 次。

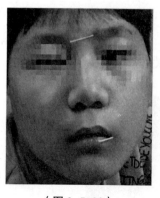
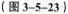
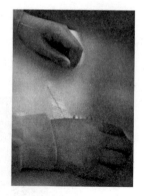

（图 3-5-23）　　　　　　　　（图 3-5-24）

治疗思路：二诊时少阳病解，病变由里出表，仍然面瘫，但减轻。据脉证辨为太阳太阴阳明合病，偏于太阳中风。所以重新疏方桂枝加桂汤合桂枝加黄芪汤，加防风、葛根调和营卫、补中养津、通经活络。因已经面瘫 10 天，可以针药并用。桂枝加桂汤出自《伤寒论》第 117 条："烧针令其汗，针处被寒，核气而赤者，必发奔豚。气从少腹上冲心者，灸其核上各一壮，与桂枝加桂汤，更加桂二两也。"该条所言为表证误用火针伤津开腠，表不解且外寒自表入里，致使中虚、津伤、饮逆，表里同病。桂枝加桂汤是在桂枝汤的基础上再"加桂二两"，以加强治疗此案中的偏于胃虚、津伤不养。

二诊的一个证候特点很重要，就是左侧面部凉，对风冷特别敏感，面肌知觉减退，为偏于下焦少火不足，所以桂枝、肉桂同用，"加桂"就加肉桂。有桂枝证，若表里同病者，我通常是桂枝、肉桂同用，疗效很好。加黄芪有桂枝加黄芪汤的含义。除桂枝汤补中通阳、活血养津、调和营卫外，加黄芪用于该案，一是祛风固表，二是益气养津通络，以加强桂枝汤的功效，这就是桂枝类方的圆通活用之法。桂枝汤类方辨治该病起到了透邪达表、补中养营、温通气血、益津通络的作用。

关于面瘫的针灸秘要

我在临床上总结了治疗面瘫六要穴：大椎、合谷、牵正、地仓，攒竹透丝竹空。

大椎穴：属督脉，为阳脉之海的核心之穴，能振奋一身之阳气，不仅治疗各型颈椎病证，而且治疗脏腑内伤虚损等证。面瘫取之通行督脉阳气，活血通络。低风险而有效的刺法：平刺 1 ～ 3 寸，先垂直进针 0.1 ～ 0.2 寸，然后按倒针柄，与皮肤角度呈小于 15°角，依病变选取针刺方向，轻度捻转，得气后留针 20 ～ 30 分钟。

合谷穴：属手阳明大肠经。能通行经络、气血，回阳救逆。主治：头面部病证，口眼㖞斜等，急救要穴。

牵正穴：属经外奇穴，位于耳垂前方 0.5 寸，与耳垂中点相平在咬肌上。能祛风清热、通经活络。主治面瘫、口腔生疮、腮腺炎等病症等（见图 3-5-25）。

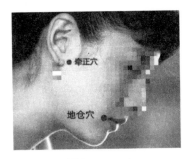

（图 3-5-25）

地仓穴：属足阳明胃经。口角外侧，上直瞳孔。能祛风止痛，舒筋活络。主治口眼㖞斜，流涎，眼睑瞤动，齿痛，颊肿，及面神经麻痹，三叉神经痛等。斜刺或平刺 0.5 ～ 0.8 寸（见图 3-5-25）。

攒竹穴：属足太阳膀胱经，位于面部，当眉头陷中，眶上切迹处。主治头痛，目眩，面神经麻痹，目赤肿痛，迎风流泪，近视等。

丝竹空穴：属手少阳三焦经，当眉梢凹陷处，清头明目，散风止痛，主要用于头目疾患等。

三诊：药后及针后左眼睑基本能够闭合了，口角已经不漏水了，口歪眼斜诸症减轻，上方继服 7 剂，继续针刺。

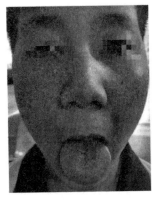

（图 3-5-26）

四诊：病情持续好转，左侧面部知觉恢复正常，左侧面瘫基本痊愈，左侧面部怕冷基本消失，继服上方7剂。针刺14次，又开药7剂巩固疗效，停药。

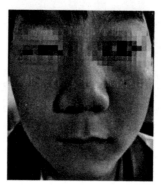

（图3-5-27）

医案十一：面瘫正虚风束表　续命汤方见奇效

陆某，女，67岁，2021年4月26日初诊。

主诉：面瘫伴头痛、头蒙1个月余。

病史：1个多月前，无明显诱因出现头蒙、右侧颞部阵发性跳痛，时轻时重，继之出现面瘫，面部向右侧㖞斜，左眼流泪不适，去某医院中医诊断为：贝尔面神经麻痹，腔隙性脑梗死。住院治疗10天，面瘫好转不明显，求治。

刻诊：面部向右侧㖞斜，左眼裂不能完全闭合、流泪不适，饮食时舌头搅拌有障碍，左侧口角流水，左侧不能皱额、蹙眉、左侧面部麻木，阵发性头痛，住院后头蒙明显减轻，仍阵发性颞部跳痛，全身困重，无汗，无腹胀满，纳可，口不苦，无咽干，口干渴欲饮温水，心烦郁闷，大便前干后可，小便较频。唇紫暗，舌暗、尖边红，舌下青筋暴露，苔薄白水滑，脉细，左寸关浮、微紧，尺沉，右寸关浮涩。BP160/90mmHg。有糖尿病史15年，高血压病史3年，平时靠西药控制，血糖、血压皆不稳定。

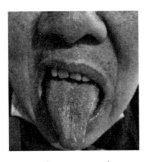
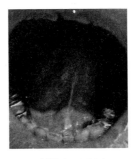

（图 3-5-28）　　　　　（图 3-5-29）

六经脉证辨析：头痛，无汗，舌苔薄白，脉寸关浮微紧，为太阳伤寒证，卫表郁闭。

左侧面瘫，口角歪向健侧，不能闭目，心烦，郁闷，口渴欲饮，舌尖边红，脉细，为少阳证，枢机不利，气机郁滞，上焦郁火伤津，津伤不养。

心烦，口渴欲饮，舌尖边红，为阳明证，热伤津液，热扰上焦。

头蒙，全身困重，唇紫暗，舌暗，舌下青筋暴露，苔薄白水滑，右寸关涩，左尺沉，为太阴证，胃虚停饮，饮逆，痰瘀阻滞。

中医诊断：面瘫病，头痛。

六经（病）辨证：太阳少阳阳明太阴合病。痰瘀互结证。

核心病机：风邪束表，营卫郁闭，瘀痰阻络。

治疗：《古今录验》续命汤加味。

生麻黄 15g，桂枝 15g，赤芍 15g，生晒参 15g，当归 15g，生石膏 15g，川芎 12g，炙甘草 12g，黄芩 12g，防风 12g，杏仁 15g，干姜 15g，羌活 30g。

5 剂，每日 1 剂，水煎，分 2 次温服。忌过于油腻、生冷和辛辣刺激饮食。

治疗思路：《古今录验》续命汤见于《金匮要略·中风历节病脉证并治》附方："治中风痱，身体不能自收，口不能言，冒昧不知痛处，或拘急不得转侧。姚云：与大续命同，兼治妇人产后去血者，及老人小儿。麻黄、桂枝、当归、人参、石膏、干姜、甘草各三两，芎䓖一两，杏仁四十枚。上九味，以水一斗，煮取四升，温服一升，当小汗，薄覆脊，凭几坐，汗出则愈。不汗，更服，无所禁，勿当风。并治但伏不得卧，咳逆上气，面目浮肿。"

风痱是正气不足，络脉空虚，虚邪贼风入侵而发病。风邪入侵而郁闭营卫，阻滞气血，致使营卫气血不能温煦濡养于内外，就会造成身体不用，机关不利，神机散漫等一系列的症状。如出现四肢痿软不能自持，也就是不遂，缓纵不收，口不能言语，或说话不太清楚，昏冒而知觉减弱，有拘急疼痛的地方也说不太清楚。面瘫实际上也属于风痱的范畴，就是外风乘正虚而入中于面部（面部中风），一侧面肌弛缓软瘫。

从该案证机看，外风乘虚而入，与内风相搏，"风性善行而数变"，易兼夹痰瘀，阻遏营卫气血，营卫郁闭，瘀痰阻络，气机失畅，故症见口眼喎斜。瘀痰交阻壅遏，日久生热，寒热错杂，面部中风由风而起，证候反应于表位，就要从表从风论治。而治风透表（透窍）宜以治血逐瘀、祛痰湿互结为关键，所以疏方《古今录验》续命汤加味。

加防风通治诸风、通痹阻。《本经》论防风："味甘温，无毒。主大风，头眩痛，恶风，风邪，目盲无所见，风行周身，骨节疼痹，烦满。久服轻身。"

加羌活在于主散表证风寒，又去肌筋湿痹，秦汉时羌活、独活不分。《本经》论独活："味苦，平。主风寒所击，金疮，止痛，奔豚，痫痓，女子疝瘕。久服轻身耐老。一名羌活。"《别录》只论独活而无羌活："味甘微温，无毒，主治诸贼风，百节痛风无久新者。"唐·甄权《药性论》羌活："治贼风、失音不语，多痒血癞，手足不遂，口面歪邪，遍身顽痹。"《本草纲目》引《药性本草》论羌活："治贼风失音不语，多痒血癞，手足不遂，口面喎斜，遍身顽痹。"与《本经》《别录》药症同。南朝齐、梁时医药家陶弘景《本草经集注》注独活说"羌活形细而多节，软润，气息极猛烈。出益州北部、西川为独活，色微白，形虚大，为用亦相似"，自此以来，后世将羌活、独活分论、分用。清代医家张德裕在《本草正义》中说："羌、独二活，古皆不分，《本经》且谓独活一名羌活，所以《本经》《别录》，止有独活而无羌活……然二者形色既异，气味亦有浓淡之殊，虽皆以气胜，以疏导血气为用，通利机关，宣行脉络，其功若一。而羌活之气尤胜，则能直上顶颠，横行支臂，以尽其搜风通痹之职……"实际上，二者功效相似，后世医家多认为认为羌活气浓烈，偏于发汗解表而走上；独活气较淡，偏于祛风湿而走下。临床证明，面瘫加入重量羌活是治疗的诀窍，能增强疗效，可助麻黄、桂枝活血通络、祛表及身半以上的风邪湿浊痹阻。

《备急千金要方·卷八·诸风》中还有一个主治面瘫的方子："治口耳僻方，防风二两，柏实三两，独活、生姜各四两，麻黄三两，杏仁三十枚，附子、葛根各二两。"方中就有独活、防风。这个方子辨治虚寒而引起的面瘫疗效很好。

二诊：诉面部㖞斜好转，左眼已能闭合，流泪消失，舌头功能、口角流水及右侧面部麻木皆明显好转，仍然身困头痛，睡眠差。BP：130/85mmHg。上方麻黄加至18g，加蝉蜕15g：生麻黄18g，蝉蜕15g，桂枝15g，赤芍15g，生晒参15g，当归15g，生石膏15g，川芎12g，炙甘草12g，黄芩12g，防风12g，杏仁15g，干姜15g，羌活30g。7剂，日1剂。水煎分2次温服。忌口同一诊。嘱晚上5点以前服完当天的药。

治疗思路：一诊方已经见效，效不更方，仍然用一诊方，但麻黄加量应用，高血压病并没有避用麻黄，用后反而使血压下降，此乃气血疏通而升降复常使然。我们应用经方，不要被西医的病名所束缚，什么麻黄"升压"等，这是西医研究单味麻黄的药理思路。我们在经方中并不是单用麻黄，而是在复方中应用，药物之间有相互协同及相互制约作用，所以用对了不会升压，用经方就是要六经（病）辨证，有是证用是方。

加蝉蜕的目的：一是制约麻黄所致失眠等副作用，二是助麻黄祛风透表、活血通络。清代医家杨栗山在《伤寒瘟疫条辨》中称其"轻清灵透，为治血病圣药"，书中治瘟15方中有12方用蝉蜕，如升降散、增损三黄石膏汤等，主要依据"治风先治血，血行风自灭"之理。《本经》论蚱蝉："味咸寒，主小儿惊痫夜啼，癫痫寒热。"《本草纲目》论蝉蜕："古人用身，后人用蜕……治头风眩晕，皮肤风热，痘疹作痒，破伤风及疔肿毒疮，大人失音，小儿嗫风天吊，惊哭夜啼，阴肿。"蝉蜕的应用，以"风"为眼目，凡风邪为患诸证，不论表里虚实都可应用，如风邪表证、头面五官诸疾、皮肤斑疹瘙痒疮毒、咳嗽哮喘、中风面瘫、小儿痉证等。

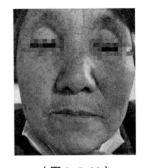

三诊：病情持续好转。又服7剂，诸症基本消失。

（图3-5-30）

医案十二：面瘫头蒙颈疼痛　奔豚汤合针刺灵

夏某，女，21岁，2019年8月12日初诊。

主诉：面瘫伴头蒙晕2个月余。

病史：2个月前经朋友介绍去某美容院在咬肌上注射"瘦脸针"（A型肉毒素针剂）后，引起左侧面神经麻痹，病侧表情肌瘫痪，不能作皱额、蹙眉、鼓气和噘嘴等动作，前额皱纹消失、眼裂扩大。曾去省市多家医院诊为"贝尔面瘫"，曾服中西药并在面部贴敷膏药两月余，疗效不明显。有关专家认为已经落下后遗症，患者精神几近崩溃，求治。

刻诊：左侧面瘫，头蒙晕，一想到面瘫，沮丧之感油然而生，头晕瞬间加重，左侧颈部强硬不适，往左转动颈部疼痛。心烦，焦虑，郁闷，口角歪向健侧，不能闭目，左眼流泪不止。饮食时感觉舌无味觉，口苦、咽干，无口渴，无胃部胀满不适，纳可，寐可，无恶寒发热，无头痛身痛，二便可，舌边及上部红，舌稍胖大，苔上部薄黄，中后部白腻。脉细，左寸浮、关弦、尺沉，右寸关涩、尺沉。

CT示：C_3/C_4椎间盘膨出，C_5/C_6椎间盘突出。

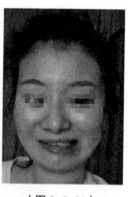
（图3-5-31）

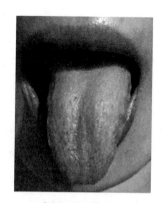
（图3-5-32）

六经脉证辨析：左侧颈部强硬不适，往左转动颈部疼痛。舌边及上部红，苔薄黄。脉细，左寸浮。辨为太阳病，卫表郁闭，经筋不养。

左侧面瘫，口角歪向健侧，不能闭目，心烦，焦虑，郁闷，口苦、咽干，舌边红，苔上部薄黄。脉细，左寸关弦。辨为少阳病，枢机不利，气机阻滞，上焦郁火伤津，津血伤不养。

咬肌上注射"瘦脸针"，面瘫，口角歪向健侧，右寸关涩、尺沉。辨为太阴病，伤及血络，瘀血阻滞。

头蒙晕，一想到面瘫，郁闷沮丧之感油然而生，头蒙晕瞬间加重，左眼流泪不止，吃饭感觉舌无味觉，舌稍胖大，苔中后部白腻。脉左寸关弦、尺沉，右尺沉。辨为太阴病，水饮内停，气夹饮逆。

心烦、焦虑，舌边及上部红，苔黄。脉细辨为阳明病，上焦热扰，热伤津血。

中医诊断：面瘫病，眩晕，痹证。

六经（病）辨证：太阳少阳太阴阳明合病，属厥阴。郁证，瘀证。

核心病机：气机郁滞，热伤津血，气夹饮逆。

治疗：

1. 汤方：奔豚汤加防风。

桂枝 15g，赤芍 15g，炙甘草 12g，当归 20g，川芎 15g，黄芩 12g，旱半夏 24g，葛根 30g，桑白皮 15g，防风 15g，生姜 30g（切开）。

7 剂，日 1 剂，水煎分 2 次温服。嘱：调适情绪，忌生冷、过于油腻和辛辣刺激饮食。

2. 针刺：合谷透阳溪，中渚，阳白（向眼部平刺 1 寸），牵正透地仓，攒竹透丝竹空。大椎针刺向患侧。得气后不捻针，留针半小时。每天 1 次。

治疗思路：瘦脸针即 A 型肉毒素针剂，具有神经阻断作用，通过人为缺失神经营养作用而使咬肌萎缩、变小，可用于解决咬肌肥大。但其副作用为表情不自然、上睑下垂、眉下垂、畏光、流泪、局部肿胀、瘀斑等，一般在治疗后 3～5 天或 2～4 周逐渐消退。

但该案患者已经两个月未恢复，被某医院诊为面神经麻痹后遗症。面部注射肉毒素而致面瘫，属中医瘀血阻络、津血不养范畴。再者患者系某公司职员，平时联系业务靠手机较多，每天多数时间都在低头看手机，所以颈椎病比较严重。由此案症状反应可知为交感神经型颈椎病。虽年轻，但长期颈部软组织慢性积累性劳损，炎症刺激或压迫交感神经纤维亦可致反射性自主神经功能紊乱的症候群。

此次面瘫后治疗不愈，患者怕遗留口眼㖞斜而精神极度惊恐，加之因交感型颈椎病自主神经功能失调而加重头蒙晕。头晕病机特点为情绪应激："一想到面瘫，沮丧之感油然而生，头晕瞬间加重。"其主要症状特点就是左侧面瘫，头蒙晕而因情志刺激而瞬间加重。病机有气机阻滞，上焦热扰，津血伤不养，水饮内停，气夹饮逆，寒热错杂，虚实夹杂，气郁、津伤、瘀血并存，符合奔豚汤证。该案应用奔豚汤的辨证眼目之一就是突发冲逆症状，即气机郁结而化热夹饮，随冲气上逆。

奔豚汤出自《金匮要略·奔豚气病脉证治》第2条："奔豚气上冲胸，腹痛，往来寒热，奔豚汤主之。奔豚汤方：甘草、芎䓖、当归各二两，半夏四两，黄芩二两，生葛五两，芍药二两，生姜四两，甘李根白皮一升。上九味，以水二斗，煮取五升，温服一升，日三夜一服。"核心病机为：热伤津血，气夹饮逆。奔豚汤有调和气机、化饮降逆、活血养血通络的功能。

《金匮要略》方中无桂枝有甘李根白皮，而该案方中有桂枝，无甘李根白皮，这是活用，活用诀窍：偏于寒用桂枝或肉桂，偏于热用甘李根白皮，无甘李根白皮可用桑白皮或枳壳、陈皮代。水饮上逆于上焦与郁热夹杂，也可以用桂枝和甘李根白皮同用，这是圆通活用而又不失经方法度，因为桂枝加桂汤亦为奔豚病要方，解表通阳而降逆气。该案用桑白皮代甘李根白皮，在于疏散风邪、清热通络、益气续脉。《本经》论桑根白皮："味甘，寒。主治伤中，五劳，六极，羸瘦，崩中，脉绝，补虚，益气。"

该案方中含桂枝加葛根汤，核心病机：营卫不和，胃虚津伤而颈、项、背筋脉痹阻。葛根在方中治面瘫非常重要，不仅能生津、升津于面部以养面肌脉络，还能舒筋解肌、疏解颈肩经络痹阻。《本经》论葛根："味甘，平。主治消渴，身大热，呕吐，诸痹，起阴气，解诸毒。"《别录》论葛根："无毒。主治伤寒中风头痛，解肌发表出汗，开腠理，疗金疮，止痛，肋风痛。"

该案方中有葛根、防风，生姜，含有"治口耳僻方"之意。《备急千金要方·卷八·诸风》中面瘫效方"治口耳僻方，防风二两，柏实三两，独活、生姜各四两，麻黄三两，杏仁三十枚，附子、葛根各二两"。"僻"乃不正、喎斜之意，如《灵枢·经筋》所说："卒口僻，急者目不合。"

防风在该案用于治风，虽非外感受风，但内伤出表化风亦可治，还能固表以防邪风中于表里。《本经》论防风："味甘温。主治大风，头眩痛，恶风，风邪，目盲无所见，风行周身，骨节痹，烦满。"《别录》论防风："味辛无毒，主治胁痛、胁风头面去来，四肢挛急，字乳金疮内痉。"

因患者病程已经两个多月，为加强疗效而汤方针刺并用。取穴：大椎，为阳脉之海的核心之穴，可振奋人体一身之阳气。不仅治疗各型颈椎病、肩背疼痛、腰脊强痛等骨伤科病证，而且治疗脏腑内伤虚损等证。据我临证体会，大椎用于面瘫能通行气血，通经活络，增强疗效，治疗面瘫常用。针刺法：传统针法为直刺或稍向上斜刺，深度：0.5～1.5寸（15～30mm，最大不应超过36mm），留针20分钟。但据我临床应用观察，最有效而风险低的刺法是平刺：可用1～3寸毫针，先垂直进针0.1～0.2寸，然后按倒针柄，与皮肤角度呈小于15°角，依据病证选取针刺方向，头肩部病证针尖向百会穴方向或病灶方向捻进。躯干部以下病变，针尖至阳穴方向，施以轻度捻转手法，得气停针，留针20～30分钟。

阳溪穴，属手阳明大肠经，通行气血，清热止痛；牵正穴，属经外奇穴，有祛风清热、通经活络的作用，主治面瘫等证。中渚穴，属手少阳三焦经。有清热疏风、舒筋活络的功能，主治头痛、目赤、耳鸣、耳鸣、耳聋、喉痹等头面五官等疾患。地仓穴属足阳明胃经，有祛风止痛、舒筋活络的作用，主治口眼喎斜等。阳白穴属足少阳胆经，有祛风明目、通络止痛作用，主治：头痛、口眼喎斜等头目病证。攒竹穴属足太阳膀胱经，主治头痛、目眩、面瘫等症；丝竹空穴属手少阳三焦经，有清头明目、散风止痛的功效，主要用于头目面部病证等。

二诊： 诉服药后、针后左眼已经基本上不流泪了，疗效明显，患者已经有笑容了，有信心治疗了，继服7剂。

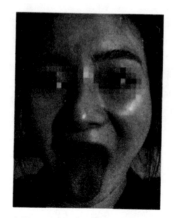

（图3-5-33）8月22日照片

三诊：诉又有左眼流泪，经仔细询问病因，是因为患者每晚洗头，洗后用电吹风机吹头发所致。嘱其禁用电吹风机向头部吹风，以免加重受风。上方加黄芪60g以祛风固表，加巴戟天15g以祛头面游风而益精养津血，又开7剂继服。

治疗思路：三诊因电吹风吹头又有所反复，故加黄芪、巴戟天以加强祛头面游风之力而益精、养津血。

黄芪用于该案，一是补虚损，益气养津，二是固表治风，三是祛浊饮浊血。

《本经》论黄芪："味甘微温，主痈疽久败疮，排脓止痛，大风癫疾，五痔鼠瘘，补虚，小儿百病。"《别录》论黄芪："无毒，主治妇人子脏风邪气，逐五脏间恶血，补丈夫虚损，五劳羸瘦，止渴，腹痛泄利，益气，利阴气。"

《本经》论巴戟天："味辛微温。主大风邪气，阴痿不起，强筋骨，安五脏，补中，增志益气。"《别录》论巴戟天："味甘无毒，主治头面游风，小腹及阴中相引痛，下气，补五劳，益精，利男子。"《本经》《别录》中有治风三大要药：黄芪、防风、巴戟天。鉴别点为：

黄芪重点走表固表，益气升阳以举陷，升极而降，通达全身经络。

巴戟天重点走里，由里出表，温而不燥，补而不滞，益精气强筋骨，兼祛风除湿。

防风重点走周身，内外风兼治，既能祛风寒而解表，又能祛风湿而止痛，治风通用，为风中之润剂。

四诊： 左眼流泪消失，面部、舌部知觉基本恢复，又开三诊方7剂继服。

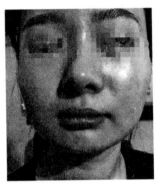

（图3-5-34）9月17日照片

五诊： 自初诊以来，患者因事间断服药25剂，针刺治疗16次。病情持续明显好转，停针。又继续服药三诊方7剂治疗。

后随访已痊愈。

第四章

保胃存津除结逆　伤寒治则是真诠

第一节　经方医学四大治则

在临床实践中，我对《伤寒论》全书不断深入研读、思考、总结，并经临床反复验证，悟出了《伤寒》经方医学辨证施治的四大关键治则：保胃气，存津液，调气机，通闭结。这四者是相辅相成的。

胃气是人体后天之本，是化气生津、生化营血的中枢；津液是营血的重要组成部分，津液和营血的来源相同，又可以相互资生、相互转化，所以，自古有"津血同源"之说。《灵枢·痈疽》说："中焦出气如露，上注溪谷而渗孙脉，津液和调，变化而赤为血。"《灵枢·邪客》说："营气者，泌其津液，注之于脉，化以为血，以荣四末，内注五脏六腑。"《伤寒论》第86条："衄家不可发汗。"第87条："亡血家不可发汗。"这些经典论述都说明了胃气和津液、营血的关系是密切相关的，是人体生命机能须臾不可或缺的重要物质。治病的重要着眼点就在于调和养护胃气、津液、营血。

治病切记不可伤及胃气、津液、营血，这是《伤寒论》全书一以贯之的重要理念。我在临证中深切体会到经方医学辨治重视胃气、津液营血的重要性，特别受到清代医家陈修园的启发。陈修园深谙《伤寒论》的真机就是胃气和津液。他在《医学三字经·伤寒瘟疫第二十二》中说："存津液，是真诠。"又在《医学三字经·虚痨第三》中说："建中汤，金匮轨。"并注曰："俾饮食增而津液旺，以至充血生精，而复其真阴之不足。"明代新安医家徐春甫在《古今医统》也说："汉张仲景著《伤寒论》，专以外感为法，中顾盼脾胃元气之秘，世医鲜有知之者。"

"保胃气""存津液"是《伤寒论》全书的精髓，是经方医学辨治的最重要环节。不少医家也多有认为"保胃气""存津液"重要，但多是泛泛而谈，没有真正明白辨证施治如何保胃气、存津液。

一、保胃气

"胃气"就是胃受纳、运化水谷精微的功能，为后天之本。"胃气"内涵不一，但不论如何理解，其内涵都存在着一定的关联，都是以胃的消化吸收功能为基础的。

经方医学理论中的胃气就是全身阴阳气机升降出入的枢纽，其内涵为：后天之本，谷气，胃气（津）。这就是说胃气为人身后天之本，胃气主运化水谷之气，关系到饮食消化，人体正气的强弱，营卫气血的生化运行输布，基础就是水谷之气。胃气与津液同源，胃气如果健运充沛，津液就化生有源，也就是说，吸收的水液可以顺利化生为津液，这种津液就是化生营血的重要基础物质，通过三焦通路，畅达三焦上下表里内外，可润养五脏六腑、四肢百骸、经络血脉。胃气是能源，是根本，胃气的功能一靠真阳温运，二靠津液润养，不能过寒，亦不可过热。《伤寒杂病论》经方中有不少使用炙甘草、大枣、姜（生姜或干姜）、人参、白术、黄芪、麦冬等补中、温中、养胃、健运、养津的药物，其目的就是保、养、建立、调理胃气。

张仲景确立了"建中""理中"的理念，这是中医辨治的重要法度。建中，就是建立、健运中焦胃气，理中就是治理温养中焦胃气，使胃气不致虚衰。中焦胃气不能寒，也不能过热，胃气充沛健运，则人体气血生化有源，阴平阳秘，精神乃治；胃气虚损或衰败，则人体阴阳失衡，百病丛生。

关于保胃气，《伤寒论》多有阐述。

如"胃气弱"，《伤寒论》第280条说："太阴为病脉弱，其人续自便利，设当行大黄芍药者，宜减之，以其人胃气弱，易动故也。"这就明确说明了胃气虚弱不可误用下药。

如"胃气强"，《伤寒论》第247条说："趺阳脉浮而涩，浮则胃气强，涩则小便数，浮涩相搏，大便则硬，其脾为约，麻子仁丸主之。"这个胃气强不是胃气充盛的正常状态，而是阳明热邪亢盛而伤及胃津。

如"胃中虚"，《伤寒论》第158条说："伤寒中风，医反下之，其人下利，日数十行，谷不化，腹中雷鸣，心下痞硬而满，干呕，心烦不得安。医见心下痞，谓病不尽，复下之，其痞益甚，此非结热，但以胃中虚，客气上逆，故使硬也。甘草泻心汤主之。"此"胃中虚"，为误下而致胃中津气虚而不制下焦，水饮逆乱。

如"胃气不和"，《伤寒论》第29条说："伤寒脉浮，自汗出，小便数，心烦，微恶寒，脚挛急，反与桂枝欲攻其表，此误也。得之便厥，咽中干，烦躁，吐逆者，作甘草干姜汤与之，以复其阳；若厥愈足温者，更作芍药甘草汤与之，其脚即伸。若胃气不和，谵语者，少与调胃承气汤；若重发汗，复加烧针者，四逆汤主之。"这里的"胃气不和"，是因为伤寒误汗而胃津伤有热，胃中又有停水，误用桂枝汤后更伤津液而手足逆冷，所以用甘草干姜汤恢复胃气，生、养津液。厥愈足温后，又出现"谵语"（大便干）时，是因为胃津尚未完全恢复，病证由阴转阳，致使胃气不和而有轻微里结了，不能再过攻下，只能以证机转化而用调胃承气汤少少服之，以调和胃气。

如"胃中不和"，《伤寒论》第157条说："伤寒汗出，解之后，胃中不和，心下痞硬，干噫，食臭，胁下有水气，腹中雷鸣，下利者，生姜泻心汤主之。"这里的"胃中不和"，就是伤寒误汗后，水热互结于胃中成痞，中焦气机升降失常，气夹水饮上逆、下趋。

如"胃中干"，《伤寒论》第71条说："太阳病，发汗后，大汗出，胃中干，烦躁不得眠，欲得饮水者，少少与饮之，令胃气和则愈。若脉浮，小便不利，微热消渴者，五苓散主之。"此条里的"胃中干"为太阳病汗出太过后，致津液受损而造成胃中干燥（胃津伤），胃气不和，气结水停于中焦，气化不利而致小便不利、微热而消渴，甚或水逆。

综上所述，经方医学"胃气"的病机概念有多种：胃气虚（受纳、腐熟、运化水谷功能减弱，寒热皆可致），胃虚寒（温煦腐熟功能减弱，偏于寒），胃津虚（濡润运化功能减弱，偏于热），胃中干、胃气强（热邪亢盛损伤胃津，偏于热）。胃气不和、胃中不和（寒热互结，阴阳气机升降失和）。胃气虚为病机的根本，胃虚寒、胃津虚、胃气强、胃中干、胃气不和、胃中不和最终都会伤及胃气。胃气立极于中焦，是人身气机升降的枢纽，气、血、津、精生化的本源，胃气一伤，不仅不能气化生津血，而且中焦枢纽失于制约，下焦水饮会逆乱上犯。

《伤寒论》和《金匮要略》中的经方绝大多数药物都很简练，一般多不超过 10 味药，其意义除配伍严谨，治疗靶点、作用准确以外，其最重要的一个配伍要义，就是防止药味过多、过杂、过乱而伤及人体胃气。

《伤寒论》六经辨治始终都贯穿着保胃气的思想。《伤寒论》中有多处条文阐述胃气的理念，全书开首就将胃气所化生的营卫之气不调作为太阳病发生的主要原因，并进一步结合胃气的强弱以及是否能食，作为六经病证发展、变化及转归的基本依据。在治则和方药中都特别强调"无犯胃气""令胃气和则愈"。《伤寒论》全书有 113 方和 93 味药，在组方中，多见人参、白术、茯苓、甘草、大枣、干姜、生姜等。在煎药、服药及药后调护等各个环节也都处处体现顾护胃气的原则。

如汗法的桂枝汤，用炙甘草、大枣补中、益胃气，特别在药后调护法中强调药后喝热稀粥，粥有内充谷气的作用，既可益胃气以扶正，又可助发汗以祛邪。药后禁忌生冷、粘滑、肉面、五辛、酒酪、恶臭等物，也是考虑防止伤及胃气。

下法的调胃承气汤，虽苦寒攻下，但方中有炙甘草甘缓和中，既可缓芒硝、大黄的峻下之力，使之偏于泻热和胃，又可保护胃气，以防伤中。

和法的小柴胡汤，以人参、炙甘草、大枣和中、益胃气；大柴胡汤和解少阳之中偏于苦寒通下，为防伤及胃气，仍以大枣和中益胃气。

清法的白虎汤辛寒清热，易伤人的胃气，则加入粳米、炙甘草益气和中，补益津液，既能防寒药伤正，又可补汗血之源，助胃气以利祛邪。

总之，张仲景在教我们辨证施治时，遣方用药处处注意不可伤及胃气，我们辨证（病）察机时要力求精准，开方用药时要谨遵仲景法度，配伍严谨，药忌繁杂，切不可滥开大方，动辄几十味药，诸药杂投，章法不明，伤脾败胃，以热益热，以寒增寒，使虚虚，使实实，以偏致偏，影响疗效。因为中药是以药毒（药物的偏性）治病，自古有"是药三分毒"之说，中药是以偏性（毒）来纠正人体病证阴阳之偏的。药物进入体内的第一道门户就是中焦，而胃气立极于中焦，首当其冲，如果用药不慎，最易伤及胃气，影响人体自我修复机能的恢复。中焦胃气虚，有寒（虚寒）亦有热（津虚），胃气功能靠真阳推动，不可寒，亦不可没有津液的润养。

所以遣方用药一定要处处要顾护胃气。扶正自然是保胃气，而祛邪时也多是兼顾保胃气以助药力，以助愈病。

张仲景的保胃气思想，对后世影响深远。特别是李东垣在《伤寒论》保胃气思想观念的启发下，独创了一个流派"补土派"，将保胃气的思想落实在治疗内伤杂病中，成效斐然。

二、存津液

陈修园说"存津液，是真诠"（《医学三字经》），道出了《伤寒论》全书之大旨，存津液就是聚集、保全充足的津液。津液在全身的运化、布达、谐和就构成了人体的生机，津液在某处的不足、不化、不和就形成了人体的病机。

经方医学中的津液就是指卫气、阳气（狭义）、阳、精气（《金匮要略·血痹虚劳病脉证并治》第 7 条："男子脉弱而涩，为无子，精气清冷。"），这是经方大家胡希恕先生依据《伤寒论》条文中所蕴含之要义而提出的独特理念，解决了《伤寒论》不少条文中无法理解的"卫气""津液""阳"、"阳气""精气"的问题。在生命活动中，津液和营血是不可分开的，是相附而行的。这些在胡希恕先生的论述中多有精辟的阐释，如经方医家陈雁黎主编的《胡希恕〈伤寒论〉带教笔记》第十二章"发汗用药之探讨（胡老手稿）"中说："人体的津液来自水谷，化生于胃，普遍灌溉着人体的各部，人体的各个器官均依赖它而维持其生命力，对此，又常称之为精气。"；《胡希恕伤寒论讲座（中日录音增补版）》（中国中医药出版社 2016.11）中在解读《伤寒论》第 53 条时说："营卫是什么呢？他说在血管里的作用，就是血的作用叫作营，营以周身嘛，也叫作荣，咱们这个书上是荣。那么血管外气的作用呢，他叫作卫。所以就这个本体上说，就是血与气。就作用上来，就是营与卫……营卫是相附而行的，一点也不能离开。"在解读《伤寒论》第 46 条时说："阳气，古人（说）阳气不一定就指的有热，后世都说成热了，不对的。气分和血分分成阴阳，体液也是属于气分的，古人说的气，凡是气分就是指津液……阳气就是指的精气，精气指的什么呢？就是血液、津液，脉外的津液，脉内的血液，都叫作精气，就是养人的精气，所以这种（精气）他叫作阳气。"《胡希恕金匮要略讲座·修订本》（2008 年 7 月出版于学苑出版社）中解读黄芪桂枝五物汤时说

"仲景书中所说的'阳气'统统说的是津液……血管内的叫'营'，也叫作'血'，血是本体了，营是作用了；血管外叫作'卫'，也叫作'气'"；在解读"癫狂"时说："这个阳气指的是津液，在这个书里仲景阴阳老这么说的，一个指血分，一个指气分，这个津液属气分，这个气我们就叫作阳。咱们脉也是这样的，在血管内他是属于血分，这个作用他叫作营，那血管外就是气分，气分是什么呢？就是津液啊，它的作用是卫，卫代表着防卫，就是现在说的免疫能力；那血它的作用就是营……亡阳就是亡津液。"

综上所述，卫气就是存在于津液中的、与津液浑然一体的、温煦推动津液运行的精微能量物质，即卫津，也是指有能量的体液，《伤寒论》统称为"卫""卫气""阳""阳气""精气"。卫气（精气）有阴阳两面：卫为津（精）、气为阳，阳为人体少火，温和而有能量，"少火生气"（《素问·阴阳应象大论》），卫（精）为运行着的津液，在少火的作用下可入血化生营血。卫就是气（少火）之热能（阳）存在、依托于机体的能量体液中，循行、温煦、濡养、推动一身阴阳气血运行。津液既可卫外，又可化生营血以营周身、推动激活生命机能。

所以调和津（卫）血（营），是经方医学的重要理念。《伤寒论》群方之冠桂枝汤和群方之秀小柴胡汤就囊尽了调和阴阳、气血、营卫（津）、升降出入之理，道明了中医治病的核心理念，卫（津）行脉外，营（荣）行脉中，存津不可离开和营，卫气共营气谐和运行，互相依存、互生互化，营卫共存谐和则得生机，即"荣卫和则愈"。

《伤寒论》第 53 条："病常自汗出者，此为荣气和。荣气和者，外不谐，以卫气不共荣气谐和故尔。以荣行脉中，卫行脉外，复发其汗，荣卫和则愈，宜桂枝汤。"

《伤寒论》第 387 条："吐利止，而身痛不休者，当消息和解其外，宜桂枝汤小和之。"

《伤寒论》第 97 条说："血弱气尽腠理开，邪气因入……"这是说津血不足，腠理不固，邪入少阳。

《伤寒论》第 230 条说："阳明病，胁下硬满，不大便而呕，舌上白胎者，可与小柴胡汤，上焦得通，津液得下，胃气因和，身濈然汗出而解。"这是说少阳阳明证尚未形成阳明实热结实，可与小柴胡汤和解表里，通利三焦，疏津和胃气。

《伤寒论》第29条说："伤寒脉浮，自汗出，小便数，心烦，微恶寒，脚挛急，反与桂枝欲攻其表，此误也。得之便厥、咽中干、烦躁吐逆者，作甘草干姜汤与之，以复其阳。"这是说表里津亏，里虚导致津液过多流失，津液流失更致里虚。病在里而证候反应于表，在表的水饮与风邪相搏，看似中风表证，但非中风表证，不可用桂枝汤攻表，攻表则更伤津，所以用甘草干姜汤温中固里补津。

上述条文都说明了营卫（津）和合的重要性。

而营卫（津）二者与胃气密切相关，正如清代医家吴谦在《医宗金鉴》中所说："荣卫二者，皆胃中后天之谷气所生。"胡希恕先生也说："人身的津液，来自水谷，而化生于胃，故存津液之道，首宜重视胃气。"（陈雁黎《胡希恕〈伤寒论〉带教笔记》）《伤寒论》就是一部胃气、营卫（津）大论，全书主旨就是立极于中焦胃气而论卫气（津）营血的生化、疏布与谐和共存，胃气是营卫气血化生的枢纽和本源，在外抗邪化生卫津为之用，在里化生营血温煦、濡养、推动五脏六腑功能为之本。在《伤寒论》的条文中，很多都体现了顾护胃气、津液、营血的重要性。遣方用药处处告诫我们不能误汗、误吐、误下而伤及胃气、津液、营血。

综上所述，存津液在经方辨治法度中也是非常重要的一环，我们辨治外感内伤的任何病证，在遣方用药时，心中都要有保胃气、存津液的理念。

三、调气机

《素问·六微旨大论》有句名言："出入废则神机化灭，升降息则气立孤危。故非出入，则无以生长壮老已；非升降，则无以生长化收藏。是以升降出入，无器不有。"此揭示了人体生命机能的重要机制，即阴阳气机的升降出入机制，这在任何脏器中都没有例外。所以，中医治病，调和阴阳气机升降出入是最关键的治疗法度。

"调气机"就是疏调气机以活血通脉、促脏腑气化。人体疾病的根本因素就是脏腑虚损、瘀血水饮、心理失衡（怒恨怨恼烦郁忧）等诸种原因所导致的三阴三阳气机失调（气逆、气郁、气结等）。张仲景的用方法度主要着眼点之一就是调气机以平逆乱，气机条达则一身之阴阳气血运行及脏腑气化功能俱畅。

调气机以平逆乱就是平冲降逆以达升清降浊、促使气机疏通、阴阳平衡。《广雅释言》："逆，反也。"《广韵》："逆，乱也。"人体病证多见寒热错杂、虚实夹杂，水火痞结逆乱，阴阳气机升降逆乱，阴阳不交，上下不和，气逆，水逆，火逆等。所以，《伤寒论》中多有"逆"的阐述，如"知犯何逆，随证治之"（《伤寒论》第16条），"服之则厥逆，筋惕肉瞤，此为逆也"（《伤寒论》第38条），"火逆下之"（《伤寒论》第118条），"以医吐之所致也，此为小逆"（《伤寒论》第120条），"但以胃中虚，客气上逆"（《伤寒论》第158条）等，这些论述中的"逆"字，不仅指坏病及所病之处，更重要的是指所患病证的气机之"逆乱"。

《金匮要略·奔豚气病脉证治》第2条："奔豚气上冲胸，腹痛，往来寒热，奔豚汤主之。"这条论述了惊恐气机逆乱的证治。第3条："发汗后，烧针令其汗，针处被寒，核起而赤者，必发奔豚，气从少腹上冲心，灸其核上各一壮，与桂枝加桂汤。"这条论述了汗后津伤、气机冲逆的证治。

《伤寒论》第67条："伤寒，若吐若下后，心下逆满，气上冲胸，起则头眩，脉沉紧，发汗则动经，身为振振摇者，茯苓桂枝白术甘草汤主之。"此条论述了误汗、误吐、误下后伤及中焦，水气不化津液而冲逆的证治。

四、通闭结

"通闭结"就是"通闭解结"，这不仅是经方医学的重要辨治法度，也可以说是中医治病所要达到的重要目的。中医自古有"不通则痛"一语，实际上这句话源自《素问·举痛论》："经脉流行不止、环周不休，寒气入经而稽迟，泣而不行，客于脉外则血少，客于脉中则气不通，故卒然而痛。"明代李中梓在《医宗必读·心腹诸痛》中说："近世治痛有以诸痛属实，痛无补法者；有以通则不痛，痛则不通者；有以痛随利减者，互相传授，以为不易之法。"其中的"通则不痛，痛则不通"对后世医家治疗疼痛指明了疏通大法，而人得病不仅是不通则"疼痛"，更是不通则有病"痛"（"痛，病也"《说文解字》)），就是说闭结不通可致一切病证的痛苦。

《汉书·艺文志》在论述经方时说："经方者，本草石之寒温，量疾病之浅深，假药味之滋，因气感之宜，辨五苦六辛，致水火之齐，以通闭解结，反之于平。"这就是说经方是根据草木、金石药物寒热温凉的不同属性，测度病位的深浅，病情的轻重，凭借药物的性味功能，以及自然气候感应适宜的情况，分辨药石的性味不同，应用寒凉或温热的方剂，疏通闭阻，解散瘀结，使机体恢复中和平衡的状态。因为，所有的疾病都是闭结不通所致，由《金匮要略·脏腑经络先后病脉证》病因"三条"及中医病因六淫、七情、劳倦等，都可导致表闭，或气闭，或痰闭，或血痹，或脏结，或郁结，或瘀血阻滞，或寒湿痹着，或痰饮壅塞，或瘀饮互结，或水热互结，或里热结实等病机。《伤寒杂病论》中对闭结以及如何通闭解结、通畅阴阳气机多有论述。

　　《金匮要略·脏腑经络先后病脉证》第2条："夫人禀五常，因风气而生长，风气虽能生万物，亦能害万物，如水能浮舟，亦能覆舟。若五脏元真通畅，人即安和，客气邪风，中人多死。千般疢难，不越三条：一者，经络受邪，入脏腑，为内所因也；二者，四肢九窍，血脉相传，壅塞不通，为外皮肤所中也；三者，房室、金刃、虫兽所伤。以此详之，病由都尽。若人能养慎，不令邪风干忤经络，适中经络，未流传脏腑，即医治之；四肢才觉重滞，即导引、吐纳、针灸、膏摩，勿令九窍闭塞；更能无犯王法、禽兽灾伤，房室勿令竭乏，服食节其冷热苦酸辛甘，不遗形体有衰，病则无由入其腠理。腠者，是三焦通会元真之处，为血气所注；理者，是皮肤脏腑之文理也。"这些论述阐释了发病的重要原因、病因分类、疾病的预防和及时的治疗，指出了不论是防病还是治病，病在表而未入里时就要及时多方面养正、祛风、祛邪，特别强调疏导表里、经络、血脉的重要性，使"五脏元真通畅""勿令九窍闭塞"。通会腠理、三焦与元真的血气，给邪以出路，使病邪从表而除，这就是通闭解结。

　　《伤寒论》群方之冠桂枝汤就是"通闭解结"的经方之首，桂枝汤的重要功效为调和营（荣）卫，而调和营卫关键就在于通闭解结，如第53条："病常自汗出者，此为荣气和，荣气和者，外不谐，以卫气不共荣气谐和故尔。以荣行脉中，卫行脉外，复发其汗，荣卫和则愈，宜桂枝汤。"这一条就精辟地指出了桂枝汤证的核心病机：外有邪气闭结，而卫气（津）在脉外攻邪不能与脉内荣气和调相谐而行，以桂枝汤通闭解结，令营卫谐和相符而行，病则当愈。

《伤寒论》小柴胡汤及类方透表通里、调和枢机、疏利表里、三焦阴阳气机升降出入就是通闭解结。

第二节　调和营卫、调和阴阳的思考

什么叫调和营卫？什么叫调和阴阳？如何调和营卫阴阳？这个问题不少人都不甚明白，不明白就难以用好桂枝汤或桂枝类方，这个问题是理解透、用好桂枝汤甚或用好经方的重要问题之一，现在谈谈我的认识。

气属阳，血属阴，阴阳是整体分类的概念，阴阳无处不在，治病主在调和阴阳之本，如《素问·阴阳应象大论》所说："阴阳者，天地之道也，万物之纲纪，变化之父母，生杀之本始，神明之府也，治病必求于本。"而在经方医学中，阴阳为体（本体），营卫气血为用（作用），阴阳营卫气血的说法不同，而实质则一：营卫是运行于体表（表）的阴阳，表运行的阳是卫气（津），表运行的阴是营；气血是运行于体内（里）的阴阳，里运行的阳是胃气（包括真气），里运行的阴是血，这个概念我们一定要悟透。实际上，胡希恕先生也强调："卫气营血其实是两个东西，不要有四个概念，就是气血，从基础上来说就是气血。"（《胡希恕伤寒论讲座》）

在生理上，气血与营卫之间有相互和谐、相互资助、相互制约的关系；在病理上，气血闭结，营卫郁滞，可致机体正虚邪袭，表里失和，阴阳气血营卫升降出入失调，失之于平。

营卫不和的典型外证有：汗出，头痛，身痛，腰痛，肢节疼痛发凉，恶风寒，发热，鼻鸣，脉浮缓或浮数等，核心病机为郁、闭。

阴阳不和的典型里证有：悸，喘，咳，心下闷（产后风），干呕，腹痛，腹满肠鸣，不寐，小便难，渴，不能食，脉缓或沉、或弱、或细等，核心病机为结、逆。

经方治病的精髓为"通闭解结，反之于平"（《汉书·艺文志》），这在桂枝汤中体现到了极致：调和营卫，燮理阴阳，通闭解结，反之于平。而所有经方的配伍法则都是效法桂枝汤的法度，所以桂枝汤有"群方之冠"的赞誉。

桂枝汤证的核心病机：郁、闭、结、逆。桂枝汤调和营卫的原理可以用16个字来概括：升散（解肌）、降逆、补中、养津、通闭、通阳、除结、利水。这16个字充分体现了桂枝汤通闭解结、沟通阴阳、和谐营卫的要旨。

桂枝辛甘温，辛升散，攻表降逆，攻卫强，降浊水浊气；甘补中，健胃养营血，补荣弱；温通阳气（津液），旁流气机，活血通脉。性质属阳而能升清化气（生津）与营阴沟通，发于阳而入于阴。芍药酸苦凉，酸收涩，生津固精，还能制约桂枝发散过度；苦降泄，破积利水通血痹；凉清滋，清热益津。性质属阴而能降浊疏导（疏津）与卫阳谐和，发于阴而出于阳。炙甘草、大枣养胃气，滋津，益营血。生姜温中解表，发越水气，阴阳同调，气血同治。

桂枝汤外调营卫、内和阴阳的格局就是养胃补津、沟通表里、通闭解结、平冲降逆。一方即能阴阳同体，升降相因，阴阳营卫气血同调，"协土德，和众气，能无处不到，无邪不祛"（清代医药学家邹澍《本经疏证》）。

第三节　屡用屡效的古典秘方

我临证除了常用《伤寒论》《金匮要略》经方外，还据证、据病机常用古代一些行之特别有效的重要名方，如唐代医家孙思邈《备急千金要方》、唐代医家王焘《外台秘要》、南北朝宋齐间医家陈延之《小品方》、日本永观二年（相当于北宋时期）医家丹波康赖《医心方》、清代医家黄元御《四圣心源》等古代医学典籍中方剂，这都是这些古医家经过临证千锤百炼的经典名，《小品方》《千金》《外台》《医心方》中不少方剂据后世医家考证是出自仲景方，用好了疗效如神，我谓之"古典秘方"，现将我临床常用而且确有卓效的介绍几首：

一、《小品》半夏枳实汤

方证：半夏枳实汤，治冷热久癖，实不能饮食，心下虚满，状如水气方。

方药功能：半夏四两（洗），枳实五枚，术三两，桂肉二两，前胡四两，生姜四两，茯苓二两，甘草二两。凡八物，以水八升，煮取三升，分三服。(《小品方·治胸胁痰冷气满诸方》)

六经归类：厥阴病。

核心病机：气机不利，胃虚饮逆。

功能：通利气机，温中健胃，化饮降逆。

主治：胃痛、腹痛、痞满、泄泻（胃肠道病症），心痛、胸痹、心悸、眩晕（心脑血管病症等），咳嗽、痰饮、喘证、哮病、肺胀（急、慢性支气管炎，慢性阻塞性肺疾病、肺源性心脏病等）等症。

二、《小品》温胃汤

方证：温胃汤，治胃气不平，时胀满，或呕，不能饮食方。

方药：附子一两（炮），当归一两，干姜五分，椒三合，浓朴半两，人参一两，橘皮一两，芍药一两，甘草一两。凡九物，以水九升，煮取三升，分三服。(《小品方·治心痛腹胀满冷痛诸方》)

六经归类：少阴太阴阳明合病，属厥阴。

核心病机：中焦寒凝，气机郁滞，血虚（瘀）饮逆。

方药功能：温中祛寒，疏通气机，养血活血，化饮降逆。

主治：胃痛、腹痛、痞满、泄泻（胃肠道病症），胸痹、心痛、心悸、眩晕（心脑血管病症等），咳嗽、痰饮、喘证、哮病、肺胀（急慢性支气管炎、慢性阻塞性肺疾病、肺源性心脏病等）等症。

三、《小品》芍药汤

方证：芍药汤，治虚羸腹中痛，补益气力方。

方药：芍药三两，茯苓二两半，当归二两，生姜二两，麦门冬二两，桂肉一两，大枣二十枚，甘草一两。凡八物，以水八升，煮取三升，分三服。（《小品方·治心痛腹胀满冷痛诸方》）

六经归类：太阴阳明合病。

核心病机：胃虚饮逆，津伤血燥，营卫不和（阴阳不和）。

方药功能：温中养津血，调和营卫阴阳，化饮降逆。

主治：胃痛、腹痛（胃肠道病症等），心痛、心悸、眩晕（心脑血管病症等），虚劳、手足心热、内伤发热、血痹（慢性虚损性病症）等症。

四、《小品》覆杯汤

方证：治咳嗽上气，呼吸攀绳，肩息欲死，覆杯汤方。

方药：麻黄四两，甘草二两，干姜二两，桂肉二两，贝母二两。凡五物，以水八升，煮取二升，再服即愈。（《小品方·治咳嗽上气诸气》）

六经归类：太阳太阴合病，表实里饮证。

核心病机：营卫郁闭，中虚痰（饮）逆。

方药功能：解表散寒，温中去痰，化饮降逆。

主治：咳嗽、喘证、哮病、肺胀（急慢性支气管炎、慢性阻塞性肺疾病等症）等症。

五、《小品》羌活汤

方证：羌活汤，治中柔风，身体疼痛，四肢缓弱，欲作不随方。

方药：羌活三两，桂肉三两，生姜六两，干地黄三两，葛根三两，芍药三两，麻黄二两（去节），甘草二两。凡八物，以清酒三升，水五升，煮取三升，酒服五合，日三。（《小品方·治中风喑不随痛肿诸方》）

六经归类: 太阳阳明合病。

核心病机: 营卫郁闭,胃虚津伤,脉络痹阻。

方药功能: 祛风通络,生津舒经,活血止痛。

主治: 中风(中经络)及中风后遗症,颈椎病,痹证、腰痛(颈肩腰腿痛)等症。

六、《小品》枸杞汤

方证: 夫内消之为病,皆热中所作也,小便多于所饮,令人虚极短气。内消者,食物皆消作小便去,而不渴也,治之枸杞汤。

方药: 枸杞枝叶一斤,冬根三两(可用枸杞子代),栝楼根三两,石膏三两,黄连三两,甘草二两。凡五物,切,以水一斗,煮取三升。一服五合,日三。(《小品方·治渴利诸方》)

六经归类: 阳明病。

核心病机: 胃虚里热津伤。

方药功能: 益胃生津,清热止渴。

主治: 消渴(糖尿病等),内伤发热,牙痛,鼻衄、齿衄(出血性病症)等症。

七、《小品》黄芪汤

方证:《小品》黄芪汤,疗虚劳,胸中客热,冷癖痞满,宿食不消,吐噫,胁间水气,或流饮肠鸣,不生肌肉,头痛上重下轻……惚惚志损,常躁热,卧不得安,少腹急,小便赤余沥,临事不起,阴下湿,或小便白浊伤多方。

方药: 黄芪三两,人参一两,芍药二两,生姜半斤,桂肉三两,大枣十四枚,当归一两,甘草一两(炙)。上八味切,以水一斗,煮取四升,分四服。有寒加浓朴二两。忌生葱、海藻、菘菜。(《外台秘要·卷十七》引《小品方》)

六经归类: 厥阴病。

核心病机：胃虚中寒，津血虚损。

方药功能：益胃生津，调和营卫阴阳，养血活血。

主治：虚劳、消渴（糖尿病等），内伤发热，腹痛、胃痛、痞满（胃肠道病症等），胸痹、心痛、心悸、头痛、眩晕、中风后遗症（心脑血管病症等），劳淋，阳痿，早泄等症。

八、《千金》茯苓汤

方证：茯苓汤，主胃反，吐而渴方。

方药：茯苓八两，泽泻四两，生姜（切）、桂心、白术各三两，甘草一两（炙）。上六味㕮咀，以水一斗煮小麦三升，减三升，去麦，内诸药煮取二升五合，服八合，日再。（《千金翼方·杂病中·消渴第一》）

六经归类：太阴病。

核心病机：胃虚气结饮逆。

方药功能：温中健胃，化饮降逆，通阳利水。

主治：消渴（糖尿病等），胃痛、痞满、泄泻（胃肠道病症），心悸、眩晕、头痛（心脑血管病症等）等症。

九、《千金》芎汤

方证：主面上及身体风瘙痒方。

方药：芎、白术、山茱萸、防风、羌活、枳实（炙）各三两，麻黄二两半（去节），薯蓣四两，蒺藜子、生姜（切）各六两，乌喙（炮）、甘草（炙）各二两。上十一味㕮咀，以水九升煮取二升七合，分三服。（《千金翼方·中风下·瘑第四》）

注意：方中"乌喙"有毒，可去之，可据证用桂枝或肉桂替代，不影响疗效且安全。

六经归类：少阴太阴合病。

核心病机：胃虚津伤血瘀，风湿滞表。

方药功能：健胃除湿、祛风通络、止痒止痛（诸药既入气分，又走血分，既祛风通络，又除湿活血，升降出入通达）。

主治：湿疹，瘾疹（荨麻疹），皮肤瘙痒症，牛皮癣，痹证（颈肩腰腿痛等），中风、头痛（脑血管病症等）等症。

十、《千金》肾着散

方证：肾着之为病，其人身体重，腰中冷，如水洗状，不渴，小便自利，饮食如故，是其证也，从作劳汗出，衣里冷湿，久久得之，腰以下冷痛，腹重如带五千钱，肾着汤主之方。

方药：桂心三两，白术、茯苓各四两，甘草、泽泻、牛膝、干姜各二两，杜仲三两。上八味下筛，为粗散，一服三方寸匕，酒一升煮五六沸，去滓，顿服，日再。（《外台秘要·卷十七·肾着腰痛方》："《经心录》肾着散方在上方用法后面加：'忌生葱，桃李，缺肉、海藻、菘菜、酢物'"。）

六经归类：少阴太阴合病。

核心病机：中焦停饮，寒湿瘀痹。

方药功能：温中化湿，活血通经。

主治：腰痛、痹证（风湿、类风湿关节炎、颈肩腰腿痛），胃痛、痞满（胃肠道病症）等症。

十一、《外台》小前胡汤

方证：小前胡汤，疗伤寒六七日不解，寒热往来，胸胁苦满，默默不欲饮食，心烦喜呕，寒疝腹痛方（胡治云出张仲景）。

方药：前胡八两、半夏半升（洗），生姜五两，黄芩、人参、甘草（炙）各三两，干枣十二枚（擘）。上切。以水一斗，煮取三升，分四服。（《外台秘要·卷第一·崔氏方一十五首》）

六经归类：厥阴病。

核心病机：表里三焦枢机不利，胃中不和，气夹饮逆。

方药功能：和胃补津，疏利三焦，清热升散，降逆化饮。

主治：咳嗽，喘证，哮病，眩晕，郁证，呕吐，呃逆，中风，头痛，心悸，胸痹，颈项强痛，心痛，胁痛，乳癖，咽痛，痞满，胃痛，腹痛，内伤发热，感冒，不寐，消渴等证。

辨证眼目：①痰饮证伴或不伴有表证：胸闷，短气，心痛，眩晕，心悸，或咳嗽、咳痰，或心下痞满，头痛，颈项强痛，身疼痛，自汗，或湿疹，或泄泻，或小便不利等。②半表半里证：口苦，咽干，目眩，寒热往来，胸胁苦满，心烦，易怒，喜呕，或耳鸣，耳聋，目赤。③胃气虚证：腹满，腹痛，或不欲饮食等。④三阴病欲解时段发病：三阴病皆阴证，必有水饮，特别是亥子丑（21点～凌晨3点）时段发病：失眠，或心绞痛，或胃痛，或皮肤瘙痒，或出汗等症。

十二、《拯要方》四神镇心丸

方证：《拯要方》四神镇心丸，疗男子读诵健忘，心神不定，心风虚弱，补骨髓方。

方药：茯神十二分，天门冬十二分，干地黄十二分，人参八分，远志皮八分。以上蜜丸，饮服十五丸，日再，加至四十丸。(《医心方·卷第三·治中风惊悸方第十四》)

六经归类：太阴阳明合病。

核心病机：三焦津伤，痰蒙心窍，心肾不交。

方药功能：滋养三焦，祛痰宁心，交通心肾。

主治：不寐（失眠症），郁证、百合病、痫病（焦虑症、记忆力减退等），心悸、眩晕，痴呆（心脑血管疾病等症），消渴（糖尿病等症），咳嗽、喘证（急慢性支气管炎等），虚劳（慢性劳损性病症、癌症放化疗后等）等症。

十三、《僧深方》定志丸

方证：《僧深方》定志丸，治恍惚喜忘，胸中恐悸，志不定，风气干脏方。

方药：人参二两，茯苓二两，菖蒲二两，远志二两，防风二两，独

活二两。凡六物，治下筛，以蜜丸，丸如梧子，服五丸，日再。(《医心方·卷第三·治中风惊悸方第十四》)

六经归类：太阳太阴合病。

核心病机：胃虚饮逆，痰蒙心窍，风湿阻络。

方药功能：益胃化饮，祛痰宁心，祛风通络。

主治：不寐（失眠症），郁证、百合病、痫病（焦虑症、记忆力减退等），头痛、眩晕、心悸、面瘫病（颈椎病、贝尔面神经麻痹、心脑血管病等），痹证（颈肩腰腿痛）等症。

十四、《青囊秘诀》黑虎汤

方证：人有无名肿毒，生于思虑不到之处，而情势凶恶，有生死之关，皆可以无名肿毒名之，不必分上中下也……大约上中下之生毒，多起于淫欲无度之人，加之以气怒忧愤，火乘其隙而蕴，故一发而不可制。所以言无名肿毒者，尽阴症而绝无阳症也。然则治法，宜用解阴毒之药矣。唯是解阴毒之药，多半消烁真阴，因虚而结毒，复因解毒而亏阴，宁有阴乎？世之患是症者，往往不救，职是故也。余得异人之传，仍于补阴之中而行其散郁之法，少佐解毒之品而微助其引经之味，是以多收奇功。余不敢秘，传之书册，以救万世之人也。方用黑虎汤。

方药：玄参一斤，甘草一两，柴胡三钱。三味煎汤，十碗为善。

加减：若头面肿毒者，加川芎一两、附子二钱。生于身前后左右者，加当归一两、菊花一两、附子三分。生于手足四肢者，加白术二两、茯苓二两、附子五分。入药汤中，再煎汁取三碗，二日服完。

功效：未破者立消，已破者生肌，不必二剂也。此方名黑虎汤，言恶毒得之尽散也。

方解：玄参能退浮游之火，得甘草之助，能解其迅速之威；得柴胡之辅，能舒其郁结之气。且又各有引经之味，引至结毒之处，大能为之祛除。妙在玄参一斤，则力量更大，又妙在补中带散，则解阴毒而不伤阴气，所以奏功最神。万勿惊其药料之重，而不敢轻试也。若些小之症，又非阴毒，俱不必用此重剂，则又不可不知也。

六经归类：少阳阳明合病。

核心病机：气机郁滞，津虚毒结。

方药功能：清上彻下，泻火解毒，滋水养津，软坚润燥。

主治：无名肿毒，湿疹，瘾疹（荨麻疹），皮肤瘙痒症，牛皮癣等症。

备注：《青囊秘诀》是古代一部中医外科学专著，理法方药皆备，药简效宏，原作者未明。有学者考证为清代医家傅青主所作，亦有考证为明代医家陈士铎《辨证录·卷十三外科》及《洞天奥旨》的部分内容。但公认现存《青囊秘诀》为明末清初湖北名医王大德抄录，王氏在《青囊秘诀·序》中说："余阅之，未知其果效与否，而其议论纯正，望之而知为异书也。因挥汗抄录，带入都门，试之对口、痔漏等症，无不应手而愈。虽扁卢神术，无逾乎此。潘子原本，失其姓氏，书传而人不传，是谁之咎？余闻君子不没人善，异日者当以《无名氏青囊秘诀》弁其眉而付诸梓头。"该书其理甚精，其方精炼，不仅用于皮肤疮疡等病证有效，而且可据病机应用于内伤杂病等。

十五、《青囊秘诀》清风汤

方证：人有内股生疮，敛如豆许，翻出肉一块，宛若菌状，人以为虫食向外翻也。谁知是肝经风热血燥之故乎？夫肝热则生风，乃内风而非外风也。然外风而自觉清凉，内风而实似蕴热。故外风宜散，而内风宜清。但清风而不补血，则热不能解，而风亦不能舒也。治之法，必须养血清热则火不燥，而热退则风自静，有何疮之不愈乎？方用清风汤。

方药：白芍一两，川芎二钱，人参五钱，当归五钱，白术三钱，栀子三钱，丹皮三钱，天花粉三钱，沙参三钱，柴胡一钱，甘草一钱，连翘一钱。水煎服，连服数剂，则疮口自敛矣。

方解：柴胡、连翘、栀子、牡丹皮升清阳，清热解毒散结；人参、沙参、白术、甘草健胃气、养津血；天花粉降浊逆，清热生津，散结消肿；川芎、当归、白芍出入表里内外、养血活血，疏布津液于表里。

此方滋血以养肝，非消肉以化毒，何以疮敛而愈也？盖疮成于肝木之旺，平肝则血无过燥之患，自然风散热退，而无延烧之祸也。若不平肝，而内用降火之品，外用退蚀之法，则虫反内蚀疮肉，肉愈损而元气愈虚，变出非常，正难救援耳。

六经归类： 少阳阳明合病。

核心病机： 胃虚津伤，血虚血瘀，气郁痰凝，热毒结聚。

方药功能： 健胃补津，调气祛痰，养血活血，清热解毒。

主治： 肿毒疮疡，湿疹，瘾疹（荨麻疹），皮肤瘙痒症，消渴（糖尿病等），心痛、中风（心脑血管病等），面瘫病，咳嗽（支气管炎）等症。

十六、《四圣心源》黄芽汤

方证： 脾为己土，以太阴而主升；胃为戊土，以阳明而主降。升降之权，则在阴阳之交，是谓中气……平人下温而上清者，以中气之善运也。中气衰则升降窒，肾水下寒而精病，心火上炎而神病，肝木左郁而血病，肺金右滞而气病……四维之病，悉因于中气。中气者，和济水火之机，升降金木之轴，道家谓之黄婆。婴儿姹女之交，非媒不得，其义精矣……胃阳衰而脾阴旺，十人之中，湿居八九而不止也。胃主降浊，脾主升清，湿则中气不运，升降反作，清阳下陷，浊阴上逆，人之衰老病死，莫不由此。以故医家之药，首在中气。中气在二土之交，土生于火而火死于水，火盛则土燥，水盛则土湿。泻水补火，扶阳抑阴，使中气轮转，清浊复位，却病延年之法，莫妙于此矣。

黄芽汤

方药： 人参三钱，甘草二钱（炙），茯苓二钱，干姜二钱。煎大半杯，温服。

方义： 中气之治，崇阳补火，则宜参、姜，培土泻水，则宜甘、苓。

黄芽汤为四圣群方之首，方名寓意：黄是土色，中土之气，芽是生发之气，黄芽汤即枢转中土，恢复中土生发之气。"中气者，和济水火之机，升降金木之轴，道家谓之黄婆"（道教术语，寓意脾内涎能养其他脏腑，故谓"黄婆"）。唐末五代道士吕洞宾《七言》："九盏水中煎赤子，一轮火内养黄婆。"宋·苏轼《与孙运勾书》："脾能母养馀脏，故养生家谓之黄婆。"

加减： 其有心火上炎，慌悸烦乱，则加黄连、白芍以清心。肾水下寒，遗泄滑溏，则加附子、川椒以温肾。肝血左郁，凝涩不行，则加桂枝、牡丹皮以疏肝。肺气右滞，痞闷不通，则加陈皮、杏仁以理肺。

六经归类：太阴病。

核心病机：中寒饮停，枢转失职。

方药功能：温中化饮，调和升降。

主治：胃痛、腹痛、痞满、泄泻（急、慢性胃肠道疾病等症），心悸、心痛、痰饮、眩晕（心脑血管疾病等症），消渴（糖尿病等症），咳嗽、喘证（急、慢性支气管炎、慢性阻塞性肺疾病、肺源性心脏病等症），虚劳（慢性劳损性病症、癌症放化疗后等症）等症。

第四节 医 案

医案十三：胸闷心慌伴汗出 桂枝加桂化裁愈

雷某，男，58岁，2020年5月15日初诊。

主诉：心慌胸闷伴极度畏冷1个月余。

病史：1个多月前因大怒而胸闷、心慌，每天发作，时轻时重，曾查冠脉CTA，提示前降支轻度狭窄（45%），心电图无异常，心率58次/分。每天阵发性胸闷心慌发作，并伴有极度畏冷等症状，曾服过一些中成药和西药，疗效不明显，求治。

刻诊：胸闷心慌，全身怕冷，5月份还穿较厚的衣服，动辄汗出，上半身尤甚，无头痛、身痛、眩晕，无发热，口稍苦，无咽干，口渴多饮常温水，纳可，大便每天一次，前干后溏，小便黄。唇暗，舌体胖大，苔稍厚腻微黄，苔中裂纹，脉迟，左寸关弦、尺沉，右寸关浮涩、尺沉。

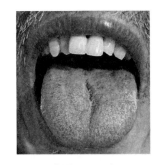

（图4-4-1）

六经脉证辨析：患者虽有胸闷、心慌，但冠脉并非严重狭窄，但心电图示心动过缓，属于中医迟脉范畴，但并存涩脉，提示有寒并气血不利。

全身怕冷，动辄汗出，脉右寸关浮，为表虚中风证。

发病于郁怒，胸闷，动辄汗出，上半身尤甚（阴阳气机分界），口稍苦，脉左寸关弦，为气机不利，少阳中风，上焦郁火。

大便前干，口渴多饮常温水，小便黄，苔稍厚腻微黄，苔中裂纹，为阳明微热，伤津。

心慌，大便后溏，唇暗，舌体胖大，苔稍厚腻，脉迟，右寸关浮涩、尺沉。为太阴胃虚饮逆，瘀血。

中医诊断：胸痹，心悸，汗证。

六经（病）辨证：少阳太阴阳明合病，属少阳，夹瘀。

核心病机：上焦郁火，中焦胃虚，中风表虚津伤。

治疗：柴胡桂枝汤。

柴胡 24g，黄芩 10g，党参 10g，肉桂 10g，赤芍 10g，炙甘草 10g，半夏 20g，大枣 4 枚（擘），生姜 10g（切片）。

7 剂，日 1 剂，分 2 次水煎温服。嘱：调适情绪，忌烟酒、辛辣、寒凉及过于油腻饮食。

治疗思路：该案依据主症、主机，为气机不利、中风表虚津伤，符合柴胡桂枝汤方证。

柴胡桂枝汤证核心病机为：中虚而表里、三焦阴阳营卫不和，气机不利。治疗功能为：解肌和胃养津，和解少阳，调和营卫。既可用于太阳（中风）少阳（中风）合病，也可用于太阴（中风）少阳（中风）合病。在该案中用柴胡桂枝汤，易桂枝为肉桂，一是解肌和营卫，二是加强温中、温生少火的作用，三是引诸药到达病所，极度怕冷为少火不足，但参诸症又没有达到真阳虚损的程度，所以不用附子而用肉桂就可以了。

二诊：胸闷心慌有所减轻，口苦消失，但畏冷多汗依旧。又详问症状，诉胸闷时微喘，胸中如有物堵塞，难受不适，心率 62 次 / 分，脉稍迟，左寸关动、尺沉，右寸关弦、尺沉。

中医诊断：胸痹，心悸，汗证。

六经（病）辨证：太阴中风夹阳明微结。

核心病机：表虚气结饮逆。

治疗：桂枝加桂汤合桂枝生姜枳实汤。

桂枝 30g，肉桂 20g，赤芍 30g，炙甘草 20g，枳壳 30g，防风 15g，生姜 30g（切片），大枣 6 枚（擘）。

7 剂，日 1 剂，分 2 次水煎温服。

三诊：诉明显见效，气结疏通，营卫调和，自诉服后胸部通畅，大汗已止，又开 7 剂痊愈。

治疗思路：桂枝加桂汤出自《伤寒论》第 117 条："烧针令其汗，针处被寒，核起而赤者，必发奔豚，气从少腹上冲心，灸其核上各一壮，与桂枝加桂汤，更加桂二两也。"该方主机：表虚感寒，中虚气逆。加大桂枝量调和营卫、散邪解表、旁流气机、通气降逆，加桂加强温中降逆、温生少火之功。桂枝加桂汤加一味枳壳即含桂枝生姜枳实汤方义，《金匮要略》："心中痞，诸逆，心悬痛，桂枝生姜枳实汤主之。"该方证主机：中虚气夹饮逆。合方主要加强降逆除结、调和营卫之力，以通畅气机为主。二诊方桂枝与肉桂同用，是用方诀窍，一辛散解表邪，二温中固表虚，三加强降逆气，四引药达病所。

关于桂枝和肉桂的区别与应用

《本经》论牡桂："味辛，温。主上气，咳逆，结气喉痹吐吸，利关节，补中益气。久服通神，轻身不老。"

《本经》论菌桂："味辛，温。主百病，养精神，和颜色，为诸药先聘通使。久服轻身不老，面生光华，媚好常如童子。"

关于牡桂、桂枝、肉桂和菌桂，是否为同一种药，后世有种种说法，但从《本经》等一些古医著论述、考证以及自己的临床应用来看，牡桂、桂枝、肉桂和菌桂系同一种药，都是樟科常绿乔木肉桂上所取，因产地不同、部位不同，所以名称不同。肉桂树的嫩枝条为桂枝，树的干皮或粗枝皮为肉桂，干燥后为桶状，称"桂通"，去掉外层粗皮的"桂通"称"桂心"。菌桂是肉桂的一种，生长于南方，叶似柿叶，蒲卷若筒。牡桂的枝、皮在宋代之前并称为桂枝、肉桂、桂心、牡桂和菌桂，唐代的药学家苏敬在《唐本草》中首提"肉桂"之名，如在"牡桂"条下说："古方亦用木桂，或云牡桂……大小枝皮俱名牡桂……一名肉桂，一名桂枝，一名桂心。"《尔雅翼·释木》云："桂有三种，菌桂生交趾、桂林。"明代医家李时珍《本草纲目·木一·桂》（集解）引保昇曰："桂有三种，菌桂叶似柿叶……

蒲卷若筒，亦名筒桂。"说明菌桂就是肉桂，主要产于广东、广西、云南等地，特别是越南产的高山紫油桂是从生长期较长的肉桂树上剥下的皮，含油量较高，药用价值最好。"生交趾"就是产于"交趾"，在中国古代称"交趾国"，就是现在的越南河内。公元前 111 年，汉武帝灭南越国，在今越南北部的地方设立交趾、九真、日南三郡，实施直接的行政管理，交趾郡下辖的交趾县，现在位于越南的河内。所以，越南紫油桂（又名企边桂、清化桂、清化玉桂），皮部细薄，质量较轻，香气纯正，含油丰富，口感甘香，质量最好，药效上佳。

肉桂有火助阳、引火归原、散寒止痛、温经通脉等功效。清代医家徐大椿在《神农本草经百种录》中说："凡药之气胜者，往往补气中之阳；质胜者，往往补血中之阳。如附子暖血，肉桂暖气，一定之理也。"肉桂暖气实则温生少火、温通阳气，故可为诸药开辟直达病处的道路。清代医家陈修园在《神农本草经读》说："牡，阳也。牡桂者，即今之桂枝、桂皮也、菌根也。菌桂即今之肉桂、厚桂也。然生发之机在枝干，故仲景方中所用俱是桂枝，即牡桂也。时医以桂枝发表，禁不敢用，而所用肉桂，又必刻意求备，皆是为施治不愈，卸罪巧法。不知古人用桂枝，取其宣通血气，为诸药向导，即肾气丸古亦用枝，其意不止于温下也。"

清代医家黄元御《玉楸药解》对肉桂所析最详："肉桂，温暖条畅，大补血中温气。香甘入土，辛甘入木，辛香之气，善行滞结，是以最解肝脾之郁。凡经络堙瘀，藏腑症结，关节闭塞，心腹疼痛等症，无非温气微弱，血分寒冱之故，以至上下脱泄，九窍不守，紫黑成块，腐败不鲜者，皆此症也。女子月期、产后，种种诸病，总不出此。悉用肉桂，余药不能。肉桂本系树皮，亦主走表，但重厚内行，所走者表中之里，究其力量所至，直达脏腑，与桂枝专走经络者不同。"

终上所述，桂（桂枝，桂心，菌桂、肉桂）乃千古第一药，亦药亦食，能补能通，为六经（病）之首药，六经皆可用之。我在临床上，依据病机，偏于表证一般用桂枝，偏于里证多用肉桂或桂心，有时二者同用，相得益彰。

医案十四：心慌胸闷为房颤　炙甘草汤解疑难

王某，男，55岁，2021年6月21日初诊。

主诉： 阵发性心慌、胸闷2个月余，加重1周。

病史： 2个多月前因劳累过度而感到阵发性心慌、气短伴胸闷，时轻时重，去某医院查心电图示：房颤。曾在当地乡卫生院治疗，无明显疗效，又去某医院查冠脉CTA示：冠状动脉多处钙化斑，前降支近端狭窄50～60%。服阿司匹林肠溶片、美托洛尔、阿托伐他汀及部分治疗冠心病的中成药等，胸闷症状有所缓解，但仍然阵发性心慌，求治。

刻诊： 阵发性心慌、心慌加重时有胸部憋闷感，手捂胸口不敢动，无胸痛，汗出较多，口干渴，多饮温水，无口苦咽干，无头痛、头晕、身痛，心烦，郁闷焦虑，纳可，二便可。唇暗，舌红稍胖大，苔前部薄白、中下部稍厚腻，微黄，苔中有裂纹。脉促、涩，左短，右浮弦。

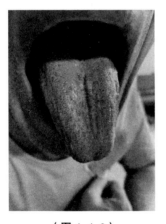

（图4-4-2）

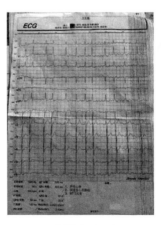

（图4-4-3）

六经脉证辨析： 心慌、苔中下部稍厚腻，脉左短，右沉细。辨为太阴病，胃虚痰饮上逆。

胸部憋闷，手捂胸口，郁闷，汗出较多，脉促，右浮弦。辨为太阳中风证，营卫不利，气上冲逆，上焦胸阳虚而不通（阳微阴弦），胃虚不制则气上冲逆（郁之一种）。津液在表为营卫之气，营卫不利、表虚故汗出多；在里因寒水内阻、阳气（津）不通，阴阳不和则为气分证，营卫不利、里虚则气上冲，郁于上焦胸部。

心烦焦虑，口干渴多饮温水，舌红，苔微黄，苔中裂纹。辨为阳明热扰上焦，伤津。

唇暗，舌下青筋粗大，舌胖大，苔稍厚腻，脉促、涩，左短，右浮弦。冠状动脉多处钙化斑，前降支近端狭窄 50～60%。辨为痰瘀互阻。

中医诊断：心悸。

六经（病）辨证：太阳太阴阳明合病，夹痰瘀互阻。

核心病机：胃虚痰瘀互结上逆，胸阳不振，心脉失养，精（阴）神（阳）不交（不和）。

治疗：炙甘草汤合桂枝加龙骨牡蛎汤。

炙甘草 30g，白人参 15g，生地黄 90g，桂枝 30g（去皮），赤芍 20g，生龙骨 30g，生牡蛎 30g，麦门冬 40g，麻子仁 15g，阿胶 10g（烊化），生姜 15g（切），大枣 20 枚（擘），黄酒 2 两。

7 剂，水煎分 2 次服。嘱：不要紧张，放松情绪，忌烟酒、寒凉、辛辣及过于油腻饮食。

治疗思路：该案因劳累过度，上焦胸阳虚损而心慌憋闷，舌脉尚有胃虚停饮、津液不足的证候。脉证合参，辨为胃虚津伤，中焦不制而下焦气夹饮逆，精神不交，上焦阴阳不和。主机为胃虚、痰瘀互结上逆，阴阳不和。主方用炙甘草汤养胃补津、降逆气，调和阴阳，加龙骨、牡蛎合为桂枝加龙骨牡蛎汤，通阳、行瘀、除结、降逆气而交通精神。

桂枝加龙骨牡蛎汤，一可调和营卫，二能通阳安心神。虽无神志症状，但心悸病机仍为水饮逆乱而阴阳、精神不交。

桂枝加龙骨牡蛎汤出自《金匮要略·血痹虚劳病脉证并治》第 8 条："夫失精家，少腹弦急，阴头寒，目眩（一作目眶痛），发落，脉极虚芤迟，为清谷，亡血，失精。脉得诸芤动微紧，男子失精，女子梦交，桂枝加龙骨牡蛎汤主之。"

桂枝加龙骨牡蛎汤为对治阴阳、精神郁结不交的重要方剂。

龙骨所主"咳逆，泄利脓血，女子漏下"与牡蛎所主"鼠瘘，女子带下赤白"等，皆浊水上逆或趋下所致。

桂枝加龙骨牡蛎汤核心病机：胃虚而精（津）虚，营卫不和，阴阳精神不交。

病证特征：精（津）血虚而兼神志病证。

二诊：诉疗效非常好，阵发性心慌次数减少，胸部憋闷感明显减轻，仍然汗出，但也减轻，有些乏力，但已经可以坚持打工了。上方加黄芪60g，继服7剂。

治疗思路：《本经》论黄芪："味甘微温，主痈疽久败疮…补虚，小儿百病。"《别录》论黄芪："主治妇人子脏风邪气，逐五脏间恶血，补丈夫虚损，五劳羸瘦，止渴，腹痛泄利，益气，利阴气。"黄芪补虚及补气的功能，实则为振奋胃气而生、升津血而布达表里，又能祛除寒饮。

心火为津血动力之象，黄芪补中益气以助心火、促进津血生成与输布。

张锡纯《医学衷中参西录》论黄芪："黄芪能补气，兼能生气……谓主痈疽，久败疮者，以其补益之力能生肌肉，其溃脓自排出也。表虚自汗者，可用之以固外表气虚。小便不利而肿胀者，可用之以利小便……黄芪之性，又善开寒饮。"

三诊：诸证临床治愈，脉左寸关沉细，右缓，心电图示：房颤已经转为正常心律。

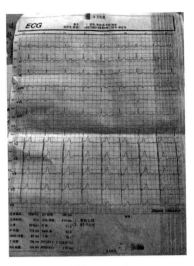

（图 4-4-4）

医案十五：心慌胸闷久难疗　胸部掣痛经方好

吴某，男，41岁，2021年5月29日初诊。

主诉：阵发性心慌、胸闷伴左侧胸部掣痛2年余，加重半年余。

病史：2年前因事生场大气而出现心慌、胸闷伴左侧胸部阵发性掣痛，去某医院查心电图、心脏彩超、胸部CT等示无异常。经多方治疗后胸闷有所好转，但心慌、左胸部掣痛仍然阵发性发作，从未间断。后来又去省市三甲医院检查，冠脉CTA示：前降支35～45%狭窄，余无异常。曾服西药、中成药及服中药50余副无明显疗效，非常痛苦，求治。

刻诊：阵发性心慌、胸闷，左侧胸部阵阵掣痛，时轻时重，左前臂酸痛，上腹部胀满，口不苦，口干渴欲饮温水，无头晕头痛，无恶寒发热，易怒，易紧张，心烦，出汗过多，纳可，眠差，二便调。舌暗胖大，苔薄白，舌中后部薄黄微腻，左寸关浮弦、尺弦，右沉滑。

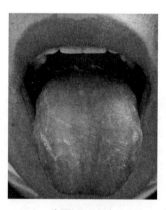

（图4-4-5）

六经脉证辨析：阵发性心慌、胸闷、上腹部胀满，舌暗胖大，苔薄白，左关尺弦，右沉。辨为太阴病，胃虚饮夹气逆。

口渴，心烦，舌中后部薄黄，右滑。辨为阳明热扰上焦，津伤。

易怒易紧张，心烦，口咽干燥，左寸关浮弦、尺弦。辨为少阳病，气机郁滞，上焦郁火伤津。

左前臂酸痛，出汗过多，舌暗胖大，苔薄白，左寸关浮弦、尺弦。辨为太阴中风，表虚，营卫不和。

中医诊断：心悸，胸痹。

六经（病）辨证：少阳阳明太阴合病。饮证，郁证。

核心病机：气机不利，胃虚饮逆、津伤湿滞。

治疗：柴胡桂枝汤合桂枝加龙骨牡蛎汤加味。

柴胡 20g，黄芩 12g，姜半夏 18g，白人参 12g，炙甘草 10g，桂枝 15g，白芍 15g，生龙骨 30g，生牡蛎 30g，羌活 20g，生姜 15g，大枣 20g。

7 剂，日 1 剂，分 2 次开水冲服（配方颗粒）。

嘱：调节情绪，饮食清淡，忌辛辣刺激和过于油腻饮食，忌烟酒。

治疗思路：主方就是柴胡桂枝汤加龙骨、牡蛎。柴胡桂枝汤出自《伤寒论》第 146 条："伤寒六七日，发热微恶寒，支节烦疼，微呕，心下支结，外证未去者，柴胡桂枝汤主之。"组成是小柴胡汤与桂枝汤各半量。太阳伤寒六七天，表不解，发热微恶寒，肢节（四肢末端）烦痛，又现少阳证微呕、心下支结（心下，胸胁），可以是太阳少阳合病，也可以是太阴外证与少阳合病。

"支节烦疼"为太阴中风证的特征，因为《伤寒论》第 274 条说："太阴中风，四肢烦疼，阳微阴涩而长者，为欲愈。"伤寒六七天，虚人外感可传变至太阴，故第 146 条可为太阴外证与少阳合病。方证病机：胃虚而表里、三焦阴阳营卫不和，气机不利。凡表不解而邪又入少阳，或少阳病邪传太阴。方中小柴胡汤和胃气，和解内外，枢利气机；桂枝汤补中气，调和营卫，谐和气血。二方相合，调和一身阴阳、疏通表里三焦气机。该案加生龙骨、生牡蛎交通精神、祛饮降逆、镇心安神。柴胡桂枝汤临证用途非常广泛，对风湿痹证及腹痛的辨治也非常有效。

《金匮要略·腹满寒疝宿食病脉证治》："附方：《外台》柴胡桂枝汤方：治心腹卒中痛者。"邪高痛下，寒热之邪郁结在上，津血上聚抗邪，伤耗中焦胃气，下焦寒饮不制，水气上逆，骤然而痛。

《桂林古本伤寒论》："风病，面目浮肿，脊痛不能正立，隐曲不利，甚则骨痿，脉沉而弦，此风邪乘肾也，柴胡桂枝汤主之。"风病，面目浮肿，脊痛不能正立，脊包括颈、胸、腰、骶、椎。柴胡桂枝汤对于气机不利

（少阳），瘀血阻络，卫强（津凝抗邪）荣弱（营血虚瘀）所致之少阳、太阳或太阴合病，皆可应用。

加羌活在于主散表证风寒，又去肌筋湿痹。秦汉时羌活、独活不分，《本经》论独活："味苦，平。主风寒所击，金疮，止痛……一名羌活。"清·张德裕《本草正义》："羌、独二活，古皆不分，羌活之气尤胜，则能直上顶颠，横行支臂，以尽其搜风通痹之职……"加药症和适当合方很重要，一般据证加药最好不要过多，合方最好不要过乱过杂，否则会打乱经方格局，影响疗效。胡希恕先生说经方："有定理定律……用对了很神奇，不能随意改动。①最好不要减味使用。②有很多名家都加味使用，但不能喧宾夺主改变原方的本义。③仲景有合病并病，故有合方使用……有是证必用是方，有并病合病就用合方。"（陈雁黎《胡希恕〈伤寒论〉带教笔记》）

二诊： 诉比任何中药疗效都好，阵发性心慌减轻，左侧胸部阵阵掣痛减轻，时轻时重，左前臂酸痛明显减轻，大便稍干。效不更方，上方调整药量，加枳壳20g为合四逆散意，以加强疏导气机：柴胡20g，黄芩12g，姜半夏18g，白人参12g，炙甘草15g，枳壳20g，桂枝20g，白芍20g，生龙骨30g，生牡蛎30g，羌活20g，生姜15g，大枣20g。14剂，日1剂，分2次开水冲服（免煎配方颗粒）。医嘱同上。

三诊： 诸症持续减轻，诉2年来从未这么舒服过，左侧胸部阵阵掣痛明显减轻，睡眠改善，左前臂酸痛消失，上方去生龙骨、生牡蛎、羌活，继服14剂：柴胡20g，黄芩12g，姜半夏18g，白人参12g，炙甘草15g，桂枝20g，白芍20g，枳壳20g，生姜15g，大枣20g。14剂。日1剂，分2次开水冲服（免煎配方颗粒）。医嘱同上。随访基本痊愈，停药观察。

医案十六：湿疹误治成溃疡　桂枝五苓合方强

鲁某，女，34岁，2021年8月18日初诊。

主诉： 足面溃疡10余天。

病史： 患者有慢性荨麻疹1年余，反复发作红色或苍白色风团皮疹或风团块，时起时消，起时瘙痒难忍，消时无症状，每周发作，到处治疗，花费近万元，不愈。患者焦虑郁闷，非常痛苦。10天前前臂和足部又发皮疹瘙痒，已经抓挠渗液，在一家艾灸店听说：艾叶灰搅入水中涂在渗液处能愈。便实施此法，不料感染，点滴、服药无效，去一家三甲医院，建议住院清创治疗，听人介绍来诊。

刻诊：双足背部水肿溃疡发黑，渗出少量脓血，疼痛瘙痒难忍，出汗较多，口苦，无咽干，口稍渴，欲饮冷水，纳可，无胃胀满，无恶心呕吐，心烦焦虑，二便可。唇暗，舌暗，舌体胖大，苔白厚腻，脉细，左寸关弦、尺沉，右寸关濡、尺沉。

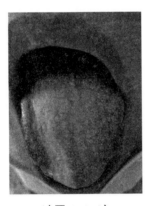 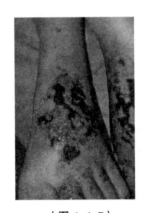

（图4-4-6） （图4-4-7）

六经脉证辨析：反复发作红色或苍白色风团皮疹或风团块，辨为表结。

时起时消，起时皮疹瘙痒难忍，消时无症，出汗较多，脉寸濡（浮细而软）定时发作，辨为太阳表虚证。

心烦、焦虑、郁闷，口苦，休作有时，舌边紫无苔，左寸关弦，辨为少阳证，津伤。

局部水肿溃疡，色黑，渗脓血，唇暗，舌暗，舌体胖大，苔上中下色白厚腻，脉细，左寸关弦、尺沉，右寸关濡、尺沉，辨为太阴胃虚浊饮、瘀血。

口稍渴，欲饮冷水，心烦，苔白厚腻，欲如积粉，脉沉细，辨为阳明热扰津伤，秽浊内阻，阳明热邪遏伏。

六病辨证：太阳少阳阳明太阴合病，属厥阴。

核心病机：胃虚，气夹饮瘀互结。

治疗：桂枝加黄芪汤合春泽汤化裁。

黄芪60g，桂枝15g，赤芍15g，生甘草10g，前胡30g，麦冬30g，黄芩20g，茯苓30g，生白术30g，猪苓15g，泽泻30g，牡丹皮30g，草果12g。

7剂，日1剂，水煎分2次服。嘱：服药期间忌辛辣刺激、油腻及生冷饮食，不吃水果。

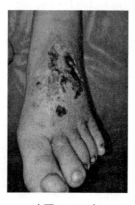
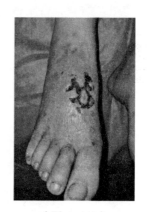

（图4-4-8）　　　　　　　　（图4-4-9）

治疗思路：桂枝加黄芪汤出自《金匮要略·水气病脉证并治》第29条："黄汗之病，两胫自冷，假令发热，此属历节。食已汗出，又身常暮卧盗汗出者，此劳气也。若汗出已反发热者，久久其身必甲错，发热不止者，必生恶疮。若身重汗出已辄轻者，久久必身瞤，瞤即胸中痛，又从腰以上必汗出，下无汗，腰髋弛痛，如有物在皮中状，剧者不能食，身疼重，烦躁，小便不利，此为黄汗，桂枝加黄芪汤主之。"此论湿郁热伏，水热交争于肌肤、下注膝胫，营卫郁遏之证。方证病机：胃虚津伤湿滞、表虚不固、营卫不和。该案足部皮肤感染溃疡渗出，血瘀痰浊互结，主方用桂枝加黄芪汤正合病机。

因患者郁闷至极，并局部气结水停，所以合方春泽汤以调和气机，祛滞表之痰浊、瘀血。春泽汤出自元代医家危亦林《世医得效方》："治伏暑发热，烦渴引饮，小便不利，兼治伤寒阴阳不分，疑二之间，最宜服之。泽泻三钱，猪苓二钱，茯苓二钱，白术二钱，桂心一钱，人参一钱半，柴胡一钱，麦门冬一钱半。"实际上是《伤寒论》五苓散加柴胡、麦冬、人参而成。春泽汤也是一首疗效非常好、临证适用范围广的经典名方。方证病机为气机不利、胃虚气结水停。用于该案是为经方活用之法。

加牡丹皮是为清热活血解毒，加强治疗局部感染。《本经》论牡丹皮："味辛，寒。主治寒热，中风，瘛疭，痉，惊痫，邪气，除癥坚，瘀血留舍肠胃，安五脏，治痈疮。"

加草果是为燥湿化浊、健脾祛痰、利水消肿，草果祛除痰浊效佳。清代医家张璐《本经逢原》论草果："辛温涩，无毒，除寒，燥湿，开郁，化食，利膈上痰，解面食、鱼、肉诸毒。"

二诊：药后疗效明显，水肿瘙痒减轻。继服上方。

三诊：已经不渗液、不痒了，局部结痂，基本痊愈。

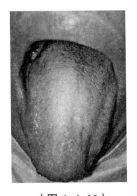

（图 4-4-10）

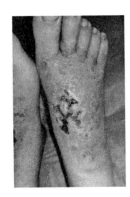

（图 4-4-11）

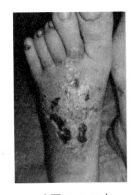

（图 4-4-12）

下 篇

经方医学团队的思考和辨治篇

编者按：本章为毛进军经方医学学术团队的部分骨干成员对仲景经方医学的学习、思考和临证实践的认识、经验与体会，其中不仅有经方内治和外治的应用思路、经验与方法，还有针灸、手法治疗等中医适宜技术在内治和外治中的方法和技巧，多科并举，打组合拳，以最大限度地提升治病疗效，开卷启迪思路，阅读即能受益。

第五章

经方临床重主症　辨治合方在活用

编者按：本章为聂文强博士所作，聂博士在临证中应用经方思路独特，临证善抓主症，辨证察机精准，用方思路较宽，临床疗效明显。

　　聂文强简介：广州中医药大学博士毕业，就职于广东药科大学附属第一医院。世界中医药学会联合会古代经典名方临床研究专业委员会委员。擅长用经方辨治心脑血管疾病，糖脂代谢病，常见呼吸、消化系统疾病、妇科杂症、更年期综合征、睡眠障碍、小儿感冒腹泻、肿瘤等病症。

第一节 关于厥阴病与泻心汤证的思考

一、厥阴病"虚"和"实"的思考

《伤寒论》第 326 条说："厥阴之为病，消渴，气上撞心，心中疼热，饥而不欲食，食则吐蛔，下之利不止。"从此条可以看出，厥阴病明显的特点就是矛盾的状态。"下之利不止"似为虚寒之证，为中焦胃虚不能制下而导致的一个症状；而消渴看似上焦的热证，但其实是基于胃气虚、津液不养的一个虚证。"心中疼热，饥而不欲食，食则吐蛔"，这个位置是偏中、在心和胃脘部的一个地方。这里出现了一个矛盾，就是痞结。如果说人体的虚和实之间的矛盾在一定程度上有因果和相互作用的关系，那么寒与热也就是这种关系：寒热同时存在，如同水火相争，虚实不断地此消彼长，企图自我协调，便会引发交争。即于我们身体之内，各种不适的、可问诊出的症状就会出现，如各种痉挛、胀、闷、痛，还有"心中疼热"，以及饥而不欲食这种由热导致的饥饿与虚寒、水饮夹杂在一起的矛盾纠结的状态。

常常听人提及厥阴病，就一定要提"上热下寒"，其起源便是这个提纲证。但其实临证中不必拘泥，需要通过四诊着重确定的是在痞结实证的基础上，有无虚证，虚在哪里，虚的程度，虚与实的大概分配比例，其中寒热、气血之间的影响关系，结合四诊，再选出合适的方剂。

因此，在临证厥阴病的判定方法中，通过四诊抓出病证虚实矛盾的情况，各方矛盾的多少，以及属于何种性质的矛盾，这是厥阴病方剂应用以及合方应用的关键。厥阴病中的寒热虚实矛盾情况，根据其性质和病理因素的不同，在常见病领域，可大致分为以泻心汤类为代表的寒热错杂痞，四逆散为代表的气痞，以及五苓散为代表的水痞等。

按照胡希恕先生独特的六经（病）辨证理论，可总结出"寒热错杂，虚实夹杂，以虚为主，寒大于热"为厥阴病基本特点，也是我们思考病情辨证的关键。毛进军教授每每感悟，当代人之病，厥阴病偏多。

《诸病源候论》有云："岭南，土地卑下，风湿之气，易伤于人。"笔者于岭南行医，气候湿热，人多脾虚湿重，结合门诊患者临床特征，常感寒热错杂、虚实夹杂乃是此类人的常态。盖因当代生活过于富足，饮食不洁、熬夜、纵欲又偏多，偶尔临证感慨，七八旬老人身体素质多高于五六旬，四旬再次，二三十岁的青年人却因疲惫或纵欲而使身体变差，其害脾胃首当其冲，继而为肝，再而及肾，虚实夹杂、寒热错杂的厥阴证为多。此间之虚，大多为脾胃虚为主。

脾胃虚和水饮血瘀等实证往往共存，形成看似矛盾体的状态。矛盾体如何鉴别？如岭南地区天气闷热，雨水较多，外地人至于此而多出现头晕、腹胀、湿疹等不适，尝归于水土不服，实则身体状态与地域天气不合所致。炎热、雨水交替，忽冷忽热，经常出现一段时间天气闷热，突而降温、降雨，将诸热及湿痹阻体内，导致不适时有发生，故而天气变化时发患者数较多。

加之南方属火，炎热天气占据全年大部分时间，加之雨水又多，故岭南地区人们长久苦于湿热。而岭南人最常认为自身为热底，还嗜好凉茶，以求清热祛湿，但不知此法在岭南人的脾胃虚弱基础之上会加重寒伤胃气，故体质之伤，多以脾胃虚寒为主，痰湿水饮夹杂，夹瘀可生热；胃气不足，不化水饮为津液，故有口干舌燥之感。人误以为热，不补胃气而更下寒凉重药伤及胃气，此为不明热之源头也。故此热反复出现，难以断根，实因胃气不虚，而非单纯所谓"热底"。

因此为医者，在有热象之时，还需找出生热的原因，是否又因虚而致，虚的程度和比重为多少。如反复溃疡发作，和偶尔溃疡一次的人，身体虚实比例的平衡状态肯定是不同的，这是我们需要明辨人体体质虚实的比例，再去选方用药的原因。也就是在遇到看似实证之时，当寻找是否有"虚底"证据的原因。

人体之虚，本着"脾胃为后天之本"养人之基础，受后天饮食、作息等影响，首当其冲的则是胃气易虚，胃气运化不利则水饮不化津液，此为体虚之症结所在。

而寒热并存的矛盾之根基在于，因胃气虚导致水饮不化津液，造成的津液不上乘的热感，从四诊上给人以寒热错杂的矛盾观感，故而在用药方面，需要同时搭配补虚泻实、寒热并用的药物，如突出"辛开苦降"的泻心汤类方。

因此寒药、热药在厥阴病方中共同存在是常态，而这也成为了厥阴病方的一个明辨指征。乌梅丸、柴胡桂枝干姜汤、半夏泻心汤等厥阴病方共有此特点。

二、慢性胃肠疾病的厥阴病辨证意义

所谓"千古疑难厥阴病"，其实大都是为慢性缠绵、有纠结矛盾之争、难以把控寒热虚实之证，而之所以难以把控，则因其寒热并见，虚实夹杂。

人体所现诸症诸乱，皆因人体内阴阳的不平衡，阴阳的不同体量状态又可以称之为虚实。我们通常说的厥阴病，以虚为主，兼有实证，乃是一个基础常态，是一种体质状态，或发病状态。所以需要我们明确虚和实的多少，而虚之所在，会成为病态之实所聚之处，需要明确的不只是虚实比例的多少，且有实的病理状态，比如脾胃虚导致的湿聚，气滞所致的血瘀等。

厥阴病方的应用，尤其是泻心汤类方、五苓散的应用，都为补虚、泻实并进，寒热并用的代表方。以五苓散为例，人谈及湿，都想要将其像通下水道一般把它排走，于是用大量祛湿药物如薏苡仁、赤小豆、玉米须等，这是岭南人民最喜欢的药膳，但事实的基础却仍然是体内的湿阻和脾胃虚一同存在。脾主运化，为后天之本，是给我们机体提供能量的保证。但当它出现虚弱，也就是运化能力弱了，水湿便不能运化为津液了，而是积聚在体内变为病态的痰湿，是病态的水饮导致肢体乏力、易困、精神差、消化受阻，这就是中医理论中的水液代谢失常。而且，寒则凝，凝则为阻，欲通水道，在一个虚寒的环境下一味寒泻是行不通的，一则寒凉伤及脾胃，二则就算强行通利也利不干净，循环往复。而唯有温通利水去障，方为正道，此便为仲景之"病痰饮者，当以温药和之"，"和"之一字，充分概括了一切祛瘀之法，无论是痰饮、水湿、瘀血等，皆要在以调和温通机能的基础上进行。

毛进军教授在著作和讲座中多次阐述，整本《伤寒杂病论》就是一部津液大论，其规律和用药无不体现出张仲景处处重视固护胃气、津液的理念。其对于脾胃的固护，也就是基于机体自身抗病能力的基础上，在与已成之邪实的斗争中，增加我方兵力，剪除对方兵力的过程。《伤寒杂病论》对于人参、炙甘草、大枣的大量应用，就是养胃气、存津液而加强自身正气的过程。故而在对于厥阴病的病势的理解方面，亦是一种对于敌我战局的判断，以及排兵布阵选方的过程。

因此，对于厥阴病的理解应用，是对人体阴阳矛盾状态的深刻体察、理解和解决，亦是对人体乃至大千世界阴阳存在状态的发现、推理、理解和感悟。对于我们认识人体，感悟经典的方证配比，不同的药证性格，具有重要的意义。慢性胃肠疾病的主要证候大多有寒热错杂、厥阴痞结的特征，所以此类病证多用寒热错杂痞证效方泻心汤类方辨治。

三、痞结状态的判定

随着社会的发展进步，人民精神娱乐、物质生活逐渐丰富，人们偏重于享乐，而疏远于体育锻炼。同时全社会生活节奏加快、各类竞争激烈，都在受到学业繁重、工作重压、家庭操劳的影响。当饮食不节、情志不畅、睡眠困扰逐渐成为人群常态时，胃气虚而致之慢性脾胃病便逐渐成为困扰当代各个年龄层人群的普遍问题，而脾胃病多呈现寒热错杂、虚实夹杂的痞结、痞满状态，按照胡希恕先生六经（病）辨证的方证分类方法，此当属于寒热错杂、厥阴痞证范畴。

由胃气虚而导致的寒热错杂、虚实夹杂之象是为"痞"，痞之状态的判定不拘泥于某一特定部位，痞不仅见于胃肠病中，心胸、皮肤之寒热错杂之痞结皆可为痞。胡希恕先生曾说：这种痞，非大陷胸汤热结硬痛之痞，而是胃虚邪凑的硬满之痞。

成无己在《伤寒明理论》中分析："凡陷胸汤攻结也，泻心汤攻痞也，气结而不散，壅而不通为结胸，陷胸汤为直达之剂，塞而不通，否而不分为痞，泻心汤为分解之剂。"说明了痞证不同于结胸之处，一个为"不通"而造成的痛，一个为"不分"而造成的"痞"感。

因而，在患者角度上，这种痞感是满、硬，亦会出现痛，但不同于大陷胸汤的那种堵塞通道而产生的硬痛拒按，而是闷痛、满痛、可按，甚至揉按会觉症状减轻，故而这种痞便为《伤寒论》第149条所说之方证："但满而不痛者，此为痞，柴胡不中与之，宜半夏泻心汤。"

四、半夏泻心汤合四逆散的临证应用机巧

半夏泻心汤合四逆散方，是临证中寒热错杂之胃肠病痞证、痛证的常用方剂。

人体之"痞结"所在部位常位于胸腹部，腹部为多见，但不局限于胃和上腹部，下腹部也可见。空腔所在部位最易致痞，其典型特征为胀闷不适感，包括但不限于腹部、胸部、背部及游走性胀闷感等。如果有游走性，就要考虑伴有气痞，而胸部、背部痞胀不适其实多伴有胃肠道症状。

临床治疗慢性胃炎、胃溃疡、胃食管返流病类的痞证，如有寒热错杂、虚实夹杂之证者，泻心汤类方适用居多。余临床观察，若患者合并气痞，即少阳枢机不利的痛证，通常合用四逆散会较单用泻心汤起效快、预后好，尤其是痞结伴痛证的患者。《伤寒论》第318条："少阴病，四逆，其人或咳，或悸，或小便不利，或腹中痛，或泄利下重者，四逆散主之。"此腹中痛便是取四逆散行气祛瘀止痛的功效。因此有胃脘部、腹部胀闷疼痛的患者，两方合用的效果更佳。

因痞结之成因在于胃虚邪凑，故而泻心汤类散痞之方，多寒热并用，如黄芩、黄连祛邪热，半夏、干姜温胃止呕，人参、甘草、大枣为养胃津之药，其主要目的就是助力于胃，使其增强化水谷为津液的能力，谷气充足则宗气充足，行津液能力增强。

半夏泻心汤合四逆散所主的消化系统疾病，通常或多或少伴有痞证，胀闷、反酸是最常见症状，也是问诊的要点。半夏泻心汤为痞证特效方，常见症状如嗳气，反酸，腹部隐痛，触诊可见腹软，固定或不定出现压痛、胀气，或大便干结，或大便黏腻，或下利等。因泻心汤证患者以脾胃虚为本，脾虚肝乘为常见现象，同时脾虚患者会因运化能力差而导致气不足，从而出现气虚、气滞。因此这种胃虚邪凑的患者多同时伴气机失调之少阳证，如口干口苦，嗳气反酸，心悸，胸胁胀闷，腹胀眠差等，此时便可考

虑为气滞的共存性，以及行气和散痞共存的重要性。

在脾胃虚的患者中，气滞多与痞证共见，只因若存痞证，则道路拥堵，阻碍气机运行。因此，无论是半夏泻心汤所主的寒热错杂痞，还是五苓散所主的水痞，其特点：一会以虚为基底，其二会继发性导致气滞，也就是气痞。

而气痞则可以四逆散所主，半夏泻心汤与四逆散合方之中，半夏泻心汤主攻厥阴水热互结之痞证，四逆散主在散痞的同时理气止痛，着重于气滞之气痞。其实基本等于半夏泻心汤加芍药甘草汤缓急止痛，更加柴胡理气散痞、推陈出新，一起主攻非结胸证的痞痛证，其与单用半夏泻心汤的区别在于对少阳柴胡证的辨明。虽然《伤寒论》有云："柴胡证仍在者，复与柴胡汤""但满而不痛者，此为痞，柴胡不中与之。"但有气结气逆，血不养津所致心烦、眠差，及痛证（非里实的结胸证），使用半夏泻心汤合四逆散合方效果甚佳。

五、半夏泻心汤与四逆散合方应用的指征及思考

1. 注重发病与未发病时的症状对比

半夏泻心汤合四逆散方为厥阴病方，故而必须考虑到患者是否存在寒热错杂、虚实夹杂的身体状态。因此，了解患者在未发病时的体质状态尤为重要。

若患者平素畏寒肢冷，有一派阴证，此时辨为寒痹腹痛，那用厥阴病方如泻心汤类不但无好转，还可能加重；若患者素体健壮，平素进食无忌讳寒热，发病时实热之象明显，本身食积壅滞较重，伴口干、口苦、口气重、大便干，舌脉更无虚可言，那便无虚实夹杂一说，大量干姜、炙甘草、大枣的使用反倒会加重其热。

因此，患者素体虚实的状态，是非常重要的。为何说此合方适用于慢性胃肠炎？主要是慢性病证大都符合"本虚"的标准，而痞证皆为本虚状态，无论热痞、水痞，多为如此。除了发病和未发病时的矛盾状态外，其舌脉也大都有矛盾之象，如舌象多有胖大齿痕舌的胃虚停饮之象，或伴厚腻苔加舌边尖红的痰湿热象，或伴苔薄但有裂纹、边尖红的燥象，此类舌

象大都可体现矛盾体的存在。

问诊方面对素体的考察，可通过平时对饮食禁忌的状态来综合判定，比如是否进食燥热、寒凉食物皆不舒服，或者嗜甜后不适等，来判断脾胃的承受能力及运化能力。判定患者的基础脾胃的状态，问诊的饮食偏好亦是其标准，用以佐证用药是否合适，遇到所谓"炎症"的标实状态之时，来判定人体状态是否处于厥阴病的矛盾体。

在症状方面，平素脾胃虚的患者，因其消化能力弱，会反复出现一些胃纳差的症状，如饭后胃胀，脾胃运化能力差，伴脾虚湿重、肢体困重等，大便方面或偏烂、黏腻，有便排不净感，或有长期胃肠蠕动较慢的便秘、腹胀等。这个问诊要点是对患者平素体质的把握，以观察未发病时和发病时的关系。

在发病时，以素体体质为本因，以饮食不节、情志改变或者天气变化等为诱因。在"本虚"基础上积累的气滞、痰实、血瘀等因虚而导致的病理因素，由不引起人体感应的量变积攒为质变，开始进入发病期，于是"标实"就凸显出来，开始出现较为严重的胀、痛、闷等，表现为胃脘部疼痛，反酸过多，恶心干呕，腹部疼痛，大便方面或腹泻，或大便干结难排等症状。

除却未发病时的基础体质考虑，诱因基本多夹杂外感、情志、饮食等因素，常常非独立存在，而气滞作为"癥结"形成后常出现的继发现象，是以脾胃虚从而导致的津液虚、气虚为原因的。结合诱因的追溯，亦是不可忽略的一环，可根据患者的疼痛、大小便情况、胀闷不适等症状进行判断和辨证。

2. 泻心汤类方的应用指征

慢性胃肠道疾病如慢性胃肠炎急性发作时，虚实夹杂、寒热错杂为常见，辨证精准的情况下，临证常用方剂为泻心汤类方（包含半夏泻心汤、甘草泻心汤、生姜泻心汤、旋覆代赭汤、黄连汤）。

泻心汤类方几味简单寒热药物的配伍使用，基本包含了厥阴病中脾胃病的半壁江山，如主呕而肠鸣、心下痞、胃肠胀痛、反酸胀气的半夏泻心汤（多见胃肠疾病）；主胃中不和、心下痞硬、干噫食臭、胃肠雷鸣下利不适伴有诸表证的生姜泻心汤（包括但不限于伴外感表证及皮肤疾病等）；主口腔、前后二阴等孔窍炎症（如口腔溃疡、前后二阴溃疡）等症的多用的生甘草配方的甘草泻心汤，主胃中虚、心下痞硬而满、腹痛、腹泻导致津液丧失过多的炙甘草配方的甘草泻心汤；主胃胀气逆、嗝逆的旋覆代赭汤；主腹痛伴表证、水饮过重兼发表的黄连汤。

以《伤寒杂病论》分析为基础，我们可知，泻心汤类方为治疗痞证的要药。所谓痞证，顾名思义，为胶着之证，泻心汤证多为寒热痞结之证。在问诊方面，辨其虚可问其平日脾胃承受能力，是否过于寒凉或过于燥热食物都可引起胃部不适，此为辨虚之问诊之法。平日不耐寒凉燥热之食物，稍有饮食、情志诱因便发作痛胀，成为胃痞，此为虚实夹杂之常态；辅以舌象，其多为淡胖舌质，体现其内因为脾胃虚损导致的水液代谢失调；舌苔或微腻，或带有裂纹，或边尖红，提示夹热，为虚实夹杂、寒热错杂之象。

3. 痞结、气滞多同时存在

泻心汤与四逆散的合用原因有二：常伴随的气痞是其一；继发性导致的气痞是其二，故而对于行气和解的考虑是合方之因。

使用泻心汤证类方，结合气的伴随症状及诱因，临证观察可知，脾胃病者，多涉及肝气。肝脾相关并病乃是常态，情志为诱因者，肝气不畅、气滞不通者多为胀、痛之症。而"痞"病生成之后，又进一步加重了气滞不通，是故有一分痞病，便关乎一分气滞。气滞会在虚的基础上导致"痞"，痞会进一步加重气滞，相互影响。泻心汤之辛开苦降加之补虚可散痞，同时又不加重脾胃负担，尚可健脾补胃。在此基础之上，若合行气之方，则有如神助。

若看有无合方指征，可在问诊中关注有无少阳证，如口干、口苦、咽干，此证也可同为泻心汤之伴随症状。其何方与否的鉴别点在于气滞之多少，比如有无情志症状，如心烦、思虑过多、憋闷感、脘腹胀满的症状是否可随嗳气或者排气、排大便减轻，或是右上腹（肝区）在无器质性病变的基础上是否存在长期反复的胀闷、胀痛感（可做相关检查进行鉴别，若一切正常，按照少阳病处理），以及有否睡眠障碍等问题。

思虑过度、睡眠障碍是可反映一个人情志诱因的有意义的问诊指标，情志不畅可导致睡眠障碍，脾胃病亦可导致睡眠障碍，所谓"胃不和则卧不安"。胃肠疾病，尤其是胃胀、胃痛、腹痛、大便不爽等是会影响睡眠的，因为其大都关乎气滞，会导致其内生燥热，有烦躁感。当代人的生活、工作状态大都对情志、脾胃影响颇大，所谓"想得多，活得累"屡屡可见，覆盖老中青三代。

因此，肝脾同调是一个治疗胃肠疾病的重要思路，也是治疗情绪疾病，如焦虑症、睡眠障碍、更年期综合征的主要思路。因此，很多情志病患者不用加诸多的安神药物，散痞调气即可达到目的。

临证上对于虚实夹杂、寒热错杂的厥阴病肝脾同调，半夏泻心汤合四逆散显得全面而确切周到。

四逆散为少阳证偏阳的用药，其于半表半里的气滞血瘀同证者最佳，其中柴胡一药，依据《本经》用法，有推陈致新之功，可解少阳郁热，使得人体的气机道路里外上下通畅。

少阳病其实相当于人体气机升降的十字路口出现堵塞，而柴胡之所以能作和解用，即其为疏通之药，因此有表里不通、上下瘀阻，内外、上下、表里症状性质相反之时，柴胡可为最佳疏通之味。芍药的应用意义有二，按药味来说芍药该偏于养肝，但同时又是一味活血用药，大量应用可在祛瘀的基础上起到通便的作用，因此被称为"小大黄"。它的活血不是类似"走而不守"或者"守而不走"，而是具有养阴且通瘀之意，即是在通瘀的基础上养肝，帮助恢复肝气。因此不仅可养肝，在四逆散里又起到了活血祛瘀的作用。枳壳在内具行气散结之功，中焦不通以枳壳为主，若中焦气滞较重，可考虑加陈皮，有橘枳姜汤之意。故而芍药和枳壳的结合，就是扫清障碍，扫清血瘀气滞的障碍，加上柴胡的沟通作用，去滞之效显著。但如果仅这三味，那便仅是一个清障加和解药，炙甘草的应用，给了它们一个补虚的基调。

此四味药在四逆散内是等量的，这也就说明了它们的地位同样重要，经方中药物组成的各自性质和比例，决定了这个方子的格局。炙甘草的应用，其补中虚的效果使得药效大大缓和，这种配比一如芍药甘草汤的应用。原方是等比例的，若擅自减少炙甘草的缓和效果，那可能胃虚的患者会因"小大黄"而大便过多，甚至腹泻、胃痛。但如果维持等比，或者依据患者实际情况配比，那可同时起到祛瘀和补虚的效果。

仲景对于补虚的看重，正是这部"津液大论"对于自身抗病系统的建立修复以抗外邪理念的体现，而药物的体现就是关于人参、炙甘草、大枣的应用上。

半夏泻心汤主要以辛开苦降兼补中虚的思路治疗寒热错杂、虚实夹杂的热痞证，而四逆散起到通郁（瘀）消导的作用偏多，针对胸腹部的气滞血瘀，进行气血共推的通利消导作用。故而补虚散痞和疏肝、理气、祛瘀、养血并进，起到行气活血散痞的作用。因为如要达到彻底散痞的目的，恢复气机升降，使其畅通无阻是最重要的。与此同时，常与气滞伴随而来的瘀血也需要一并处理，才可去旧生新。因此，泻心汤合四逆散的搭配，既可去旧清障，又可固其根基生长，控制慢性胃肠疾病，避免频繁发作。

当代人脾胃虚弱者偏多，尤其是平素脾胃承受力差之人，多需行气活血，但活血行气药大都会导致大便偏多。泻心汤类方的根本就以固护胃气为主，配合四逆散，在散结消导的同时，偏性又不会过重，固其根基的基础上，使得人体气机缓慢恢复正常，达到散痞护胃、固本除病的目的。

第二节　关于温胆汤的思考

温胆汤是我临床接触最多治疗冠心病、心绞痛、心律失常等病症应用最多的方剂，常用于辨为"气虚痰瘀阻络"的患者，临床收效甚佳。

一、温胆汤方源

温胆汤最早出于南北朝名医姚僧坦所著《集验方》，后被《备急千金要方·胆虚实第二·胆虚寒》收录："治大病后，虚烦不得眠，此胆寒故也，宜服温胆汤方。半夏、竹茹、枳实各二两，橘皮三两，生姜四两，甘草一两。上六味，㕮咀，以水八升煮取二升，分三服。"

南宋医家陈无择《三因极一病证方论·卷之九·虚烦证治》中将《千金》温胆汤加入茯苓、大枣，亦名温胆汤："治大病后虚烦不得眠，此胆寒故也，此药主之，又治惊悸。半夏（汤洗七次）、竹茹、枳实（麸炒，去瓤）各二两，陈皮三两，甘草（炙）一两，茯苓一两半。上为锉散。每服四大钱，水一盏半，姜五片，枣一枚，煎七分，去滓，食前服。"关于虚烦证，陈无择说："方论中所谓心虚烦闷是也。大抵阴虚生内热，阳盛生外热，外热曰燥，内热曰烦，此不分而分也。伤寒大病不复常，霍乱吐泻之后，皆使人心虚烦闷，妇人产蓐，多有此病。其证内烦，身不觉热，头目昏疼，口干咽燥，不渴，清清不寐，皆虚烦也。"

后世众多医家多以《三因方》温胆汤辨证运用于临床，誉之为祛痰化饮、和胃降逆的经典名方。以温胆汤的配伍严谨，功效显著，也可以说是一首经方。

温胆汤舌脉证的辨识，以脉弦或沉弦、脉滑、脉弦滑，舌苔白厚腻，或黄白相间厚腻，或浊逆水滑为征象，症状以胸闷、心慌、惊悸、心痛、眩晕、心烦、焦虑、不寐、痞满、胃痛、咳嗽、咳痰、呕吐、恶心、癫痫等为特点。临证应用范围非常广泛，如果辨证准确，可谓效如桴鼓。

二、温胆汤与胆虚寒、痰证

为什么叫"温胆"汤呢？既然治疗胆虚寒，为什么温胆汤内有凉药而没有补药？温胆汤怎么治痰？治痰不是治脾胃吗，为什么治胆？这是很多同道或学生常常问到的问题。

古人云："百病皆由痰作祟。"痰随气行，无处不到，因而诸多疑难杂症每责之于痰。如果理解了温胆汤，的确可以辨治因痰气而发的诸多病证。

《备急千金要方》卷十二："左手关上脉阳虚者，足少阳经也。病苦眩厥痿，足指不能摇，躄不能起，僵仆，目黄，失精眄眄，名曰胆虚寒也。"这提出了一个重要的概念"胆虚寒"，也属于胆阳虚，五脏六腑均有阴、阳、虚、实，胆虚寒者左手关上脉沉弦无力，会出现头晕目眩，肢凉而痿软不仁、行路无力，或肢体强硬仆倒，目黄染，视物不明，或呕苦水、胆怯、怔忡、惊恐多疑、常叹息、不寐等症，这些病证多与痰饮有关，与脾胃虚而痰饮盛的证机有一定的联系。

胆与脾胃有什么关联呢？胆阳不足，或感受寒湿，内侵胆腑，损伤胆阳，会使胆的升降功能失职，以致寒邪凝结，胆汁瘀滞而为病；而素体中焦虚损，脾失健运，胃虚停饮，可湿聚生痰，痰湿阻于肝胆，损伤胆阳。温胆汤证的胆虚寒与脾胃虚而导致痰饮诸病证的关系，孙思邈已经做了清晰的阐释："胆病者，善太息，口苦，呕宿汁，心澹澹恐如人将捕之，咽中介介然，数唾……邪在胆，逆在胃，胆液泄则口苦，胃气逆则呕苦汁。"（《备急千金要方·卷十二·胆腑脉论第一》）由此可见，痰饮之邪并不是由肝胆直接所生，但必须由疏利肝胆气机而治。生痰之源仍在于脾胃，痰饮产生之后会阻滞肝胆气机，而导致气机升降出入失常的病变。

因而，温胆汤的主治证候、病位、病性涉及肝胆、脾胃两大系统。温胆汤证虽有痰热浊邪欲得清解，但不可过用寒凉之品而损其少阳之火，遏制升发之机。方中有枳壳、竹茹二味寒凉药的重点在于疏利气机。少阳禀受春升之气，不寒不热，生机勃发；胆为中正之官，本性温和，不耐寒热，以通降下行为顺，胆病无补法，以通为补。治痰关键在于疏利胆腑之气，恢复胆的中正温和本性。正如明代医家张景岳所说："胆附于肝，主少阳春生之气，有生则生，无生则死，故经曰'凡十一脏皆取决于胆'者，正以胆中生气为万化之元也。"（《景岳全书·卷之三十一贯集·杂证谟·黄疸》）又如"善治痰者，不治痰而治气。气顺则一身之津液亦随气而顺矣"（元·朱丹溪《丹溪心法》）。

三、温胆汤方义、药症及应用思路

半夏为君，功在化痰降逆、和胃除痞。《本经》论半夏："味辛，平。主伤寒寒热，心下坚，下气，喉咽肿痛，头眩，胸胀咳逆，肠鸣，止汗。"《别录》论半夏："主消心腹胸中膈痰热满结，咳嗽上气，心下急痛坚痞，时气呕逆。"

竹茹为臣，功在清胃止呕、温气化痰。《本草纲目》引《别录》论竹茹："治呕哕，温气，寒热，吐血，崩中。"清代医家张璐《本经逢原》论竹茹："清胃腑之热，为虚烦、烦渴，胃虚呕逆之要药。"

陈皮、枳实、茯苓为佐药。陈皮功在理气通导、降逆化痰。《本经》论陈皮："主胸中瘕热逆气，利水谷……下气通神。"《别录》论陈皮："下气，止呕咳……利小便，主脾不能消谷，气冲胸中，吐逆霍乱，止泄。"枳实功在降气破结、消痰除痞。《本经》论枳实："除寒热结，止利。"《别录》论枳实："除胸胁痰癖，逐停水，破结实，消胀满，心下急痞痛，逆气，胁风痛，安胃气，止溏泄。"茯苓功在健脾化湿、降逆止悸，《本经》论茯苓："主胸胁逆气，忧恚，惊邪，恐悸，心下结痛，寒热烦满，咳逆……利小便。"《别录》论茯苓："止消渴，好唾，大腹淋沥，膈中痰水，水肿淋结，开胸腑，调脏气，伐肾邪，长阴，益气力，保神守中。"

甘草、生姜、大枣为使药，甘草不仅养胃补津，而且调和诸药，《本经》论甘草："主五脏六腑寒热邪气，坚筋骨，长肌肉，倍力，金创，解毒。"；生姜功在温中助阳、发越水气，《本经》论干姜："主治胸满，咳逆上气，温中，止血，出汗，逐风湿痹，肠澼下利，生者尤良。"；大枣功在养胃滋津、通窍安神。《本经》论大枣："主心腹邪气，安中养脾，助十二经，平胃气，通九窍，补少气，少津液，身中不足，大惊，四肢重，和百药。"

临床辨治太阴少阳合病者，应用温胆汤可随证加减：胸痹病伴高脂血症者可加山楂、决明子、苍术等；高血压病少阳证偏盛者可加天麻、钩藤、龙骨、牡蛎等；郁证，精神抑郁、失眠、烦热扰心者可加夜交藤、合欢皮等；有气虚证者可加黄芪、五指毛桃等。五指毛桃这味药产于南方，如广东、福建、海南、广西等地，不仅健脾补肺、行气利湿，而且舒筋通络。用于脾虚气滞、风湿痹痛、心脑血管病水肿、肝硬化腹水、慢性肝炎、带下等症都有明显疗效，而且安全无毒。

第三节 《千金》竹叶前胡汤辨治咳嗽的应用

临证辨治咳嗽，特别是久咳难愈者，竹叶前胡汤疗效非常好。

竹叶前胡汤出自《备急千金要方·胸痹第七》："前胡汤，治胸中逆气，心痛彻背，少气不食方。前胡、甘草、半夏、芍药各二两，黄芩、当归、人参、桂心各一两，生姜三两，大枣三十枚，竹叶一升。上十一味，㕮咀，以水九升，煮取三升，分四服。"从治疗组成来看，前胡（竹叶）汤方证病机有太阴胃虚水饮、阳明热、津伤、营血虚瘀。

此方类似"柴胡桂枝汤",即小前胡汤合桂枝汤加当归、淡竹叶。《备急千金要方》条文的关键词是"胸中逆气"。首先,胸中逆气之"逆"字,提示了有水饮上逆的病机,说明下焦有寒饮;其次"心痛彻背",背为阳,腹为阴,提示有阴阳同病,如太阴阳明少阳合病等;"少气不食",提示中焦胃虚,"少气"也可以理解为久咳而致肺气虚;方中当归提示本方病机有血虚或血瘀。主药前胡"味甘辛,气微平"(《本草纲目》),"主痰满,胸胁中痞,心腹结气,风头痛……伤寒寒热,推陈致新"(《别录》),不仅能治伤寒寒热,降逆化饮,也能温和胃气。提示该方证为厥阴病,寒热并见,病位在半表半里而偏于阴。寒多于热者,特点在于伤及血分。

竹叶前胡汤关键病机为胃虚饮逆、津血虚兼夹表证。此表证不仅有咳嗽,还包括一些皮肤病等。

方中小前胡汤和解半表半里偏于微寒之证;桂枝汤解未解之表,兼顾通阳化里;此证大都伤及血分,加当归入血分以养血理血;加淡竹叶清热、除烦、养津液。方中含小前胡汤、桂枝汤、桂枝甘草汤、芍药甘草汤、小半夏汤、生姜甘草汤、黄芩汤、黄芩加半夏生姜汤。总功效:解表,温中化饮,和胃下气,降逆止呕,补中缓急。主治胃虚津血亏所致久咳、心悸、痤疮、湿疹等病证。

若水饮偏盛,心悸甚,头晕较重者,可加茯苓,暗含合用苓桂术甘汤、苓桂枣甘汤及茯苓甘草汤方证,可加强逐饮之功。

若咳嗽咳黏痰,痰液黏稠难以咳出,伴吞咽异物感者,可合用半夏厚朴汤,尤其适合本身具有慢性咽炎,外感后误治而久咳的患者;咽痛甚,咽红肿化脓者,加生石膏;伴淋巴结肿大者加夏枯草。

第四节　痔疮外治效方的临证应用及思考

随着目前人民生活方式的改变,久坐已成为人群的常态,长期久坐引发的痔疮问题是当代人最主要的困扰之一。中药口服治疗主要以凉血、止血、祛风散结为主，而对于孕妇、老年人或者平素用药较多的脾胃虚弱人群则显过于寒凉，伤及胃气，加之一些有慢性病的老年人本就服药偏多，正气偏虚，再内服寒凉药治疗就会伤正。外用药物比起内服药物可直达病所，由此凸显其方便安全。

中医因有整体观念、辨证施治的精髓，所以一般不分科，什么病都会遇到。我临证时常治疗一些痔疮患者，所用的一首有效方剂叫"散结化痔方"，原方出自《中医内病外治》一书，被归类为炎性外痔熏洗方。因其组方简便验廉，应用方便安全，且兼顾临证多种常见症状，我临床常用，并在临证实践中对这首方子进行了加减，多用于慢性混合痔急性发作、肿胀、出血，或者痔疮体积过大伴水肿疼痛者，临床效果甚佳。

原治疗物组成：荆芥10g，防风10g，鱼腥草100g，生大黄15g，五倍子15g，黄柏10g，芒硝10g，冰片3g。加减：出血加生地榆、槐花；水肿加土茯苓、明矾；肛门瘙痒加苦参、川椒。

我经反复验证后化裁原方，改良为一首效方：散结化痔方。

散结化痔方

药物组成：土茯苓15g，苍术15g，槐花15g，地榆15g，芒硝10g，五倍子15g，鱼腥草60g，防风10g，荆芥10g，生大黄15g，黄柏20g，牛膝15g，冰片3g。

功效：清热解毒、凉血止血、活血化瘀、散结消肿。

主治：各类痔疮感染、肛周肿胀、出血、疼痛等。

方义：方中五倍子有清热解毒消脓之功，不仅在此方中可担消肿散结之责，还可敛疮解毒。明代医家李士材《雷公炮制药性解》论五倍子："五倍子，味苦、酸，性平，无毒，入大肠经。主齿宣疳䘌，风癣疥痒，肠风五痔及小儿面鼻口耳疳疮，明目生津，止泻涩精。噙口中，治口疮。善收顽痰，解诸热毒。"清代医家黄元御《玉楸药解》论五倍子："味酸，气平，入手太阴肺、手阳明大肠经。收肺除咳，敛肠止利。五倍子酸收入肺，敛肠坠，缩肛脱，消肿毒，平咳逆，断滑泄，化顽痰，止失红，敛溃疮，搽口疮，吹喉痹，固盗汗，止遗精，治一切肿毒痔瘘、疥癞金疮之类。"《疡医大全》中的外痔治法最简单的方剂便以五倍子、冰片组成。

根据痔疮之源，风、湿、燥、热之特点，"散结化痔方"融合祛风、祛湿、清热，加之散结祛脓为一体。

在清热方面，黄柏可清下焦之热，《本经》论其"去肠胃中结热，肠痔，蚀疮"，梁代医药家陶弘景《本草经集注》说其"主治五脏肠胃中结气热，黄疸，肠痔，止泄痢"，《别录》谓其"治惊气在皮间，肌肤热赤起"。鱼腥草清热解毒，排脓。

在散结方面，对痔疮起软化、缩小作用的有清热、祛水肿、祛瘀的苍术、土茯苓，燥湿行水，祛皮肤兼水肿热毒；有大黄、芒硝祛除寒热结气的同时"推陈出新"。《本经》云大黄"推陈致新"，芒硝"逐六腑积聚，结固，留癖"。

在祛风方面，有荆芥祛风散瘀止血，《本经》论荆芥："主寒热，鼠瘘，瘰疬生疮。"防风祛风胜湿止痛，《本草经集注》论防风："主治大风……字乳金疮内痉。"；苍术燥湿祛风，《别录》论术："消痰水，逐皮间风水结肿。"

在血分方面，槐花、地榆可凉血止血，解毒消脓痈；牛膝可引诸药入血分；冰片清热止痛，且辛凉开散，加强诸药透皮之效。《玉楸药解》论冰片："辛凉开散，治舌出肠脱，杀虫消痔，开窍散火。"

清代医家吴谦等编撰《医宗金鉴》云："痔疮形名亦多般，不外风湿燥热源……其名虽有二十四种，总不外乎醉饱入房，筋脉横解，精气脱泄，热毒乘虚下注，或忧思太过，蕴积热毒，愤郁之气，致生风、湿、燥、热，四气相合而成。"

清代医家顾世澄《疡医大全》说："李东垣曰：肠头成块者，湿也；作大痛者，风也；大便燥结者，兼受火热也。是湿热风燥四气合邪，法当泻火润燥，疏风和血止痛，是其治也。"

综上所述，"散结化痔方"针对痔之风、湿、燥、热四大病因，全面兼顾，清热祛湿，利水肿，逐脓痈，生肌肉，凉血止血，祛血瘀，因此临床效果显著。相比古方中诸多纷繁复杂的外治方剂，本方药物简单易取，无大毒之剂，安全有效，价格便宜，能针对痔疮根本的病因病机标本兼治，不论内痔、外痔都可应用，可作为痔证同用验方。

"散结化痔方"治疗痔疮出血、疼痛、肛周水肿等患者屡用屡效，特别在解决急性疼痛、出血方面效果显著。对痔疮体积起到明显缩小作用，尤其是对痔疮体积过大但身体虚弱而不愿行痔疮手术的患者，此外用疗法效果显著，既解决了痛苦，又减轻了他们的经济负担，且临床效果强于市面外用涂抹式中成药，药物获取方便，价格便宜，因此临证应用较受欢迎。

第五节 医 案

医案一：胸背腹痛证缠绵 功见泻心四逆散

陈某，男，55岁，2018年4月27日初诊。

主诉： 右胸背部、左下腹部疼痛1月。

病史： 既往慢性胃炎病史，因"右胸背部疼痛1月"收入某医院外科住院检查治疗。住院检查期间及出院后症状加重，走路都牵扯疼痛。又去消化科就诊，服用抑酸护胃西药及中成药后未见好转，求治。

刻诊： 右侧胸背部疼痛，左下腹，剑突下隐痛，小腹呈坠胀感，行走则疼痛加重。口淡，口干，口苦，食之无味，不欲食，胃胀隐痛，偶有头晕，无恶寒，精神差，有疲惫感，手足心发热，眠差，多梦。就诊前1周腹泻，自诉服用西药（具体不详）后腹泻消失。舌淡胖，边有齿痕，舌边尖红，苔黄腻，中有燥苔，脉细，关弦。触诊：腹软，无抵抗，剑突下压痛，左下腹压痛。

六经脉证辨析： 头晕、口淡、食之无味、下利，为太阴水饮盛而上逆下趋。

胃胀痛，左下腹部疼痛，胸背痛，走路都牵扯疼痛，触诊腹部压痛，为三焦气机不畅，气机郁滞。

口干、口苦、手足心发热，眠差多梦为阳明热扰上焦心神，热伤津液。

中医诊断： 痞满，胃痛。

六经（病）辨证： 少阳阳明太阴合病，属厥阴。

治疗： 半夏泻心汤合四逆散：柴胡15g，白芍15g，枳实15g，炙甘草15g，法半夏20g，黄连5g，党参15g，干姜15g，黄芩片15g，大枣8枚（擘）。

3剂，日1剂，水煎分2次服。

治疗思路：患者来时胸、腹、背尽痛，住院检查期间症状非但未减轻，反倒加重。走路都牵扯疼痛，痛苦异常，是为输入液体过多，导致太阴水饮不能气化为津液。此为厥阴痞证，兼具少阳柴胡证，因此合用四逆散加强其理气止痛之功。

条文提示"满而不痛者，此为痞"，毛进军教授曾讲授过，这是提示我们如何鉴别半夏泻心汤证与大陷胸汤证，半夏泻心汤证的"但满而不痛"是与"心下满而硬痛者"的大陷胸汤证相鉴别的用语，并非说半夏泻心汤证没有腹痛，只是半夏泻心汤证的心下满或痛是由胃中虚、水热互结成痞而致，不拒按；而大陷胸汤证的心下满痛为阳明上、中焦痰热瘀互结成里实而致，此为"结胸热实""从心下至少腹硬满而痛不可近"，拒按。

痞为阴证阳证俱在、水热互结之痞，满也会兼有痛，只要排除了结胸证之里实之痛，便可使用泻心汤。厥阴痞证者多兼有津虚之证，若加之气结、气逆，津血失养则会有挛急痛证，此时合用四逆散，可加强理气散痞止痛之效。

二诊：患者诉胸背部疼痛消失，下腹疼痛消失，手足心发热消失。触诊腹部无压痛、反跳痛。口干、口苦较前好转，头晕较前好转，偶有颞部疼痛，与情绪相关，无恶心干呕，无腹泻，出汗较少，大便偏溏。诉长期在医院照顾患病家属，夜间宿于病房，睡眠较差，多梦，夜尿多，5～6次/晚。舌淡胖有齿痕（齿痕较前减少），舌边尖稍红，苔厚腻，微黄，中有裂纹，脉沉细。予柴胡加龙骨牡蛎汤，三剂药后头晕较前减少九成，睡眠多梦较前好转，夜尿1次/晚，肩背疼痛、腹痛无再发。

医案二：反复发作胸闷痛　温胆化裁可见功

陈某，男，73岁，2017年8月6日初诊。

主诉：反复发作胸闷、胸痛伴气促1年余。

病史：高血压病史10余年，冠心病冠脉支架术后5年。近1年出现活动后胸闷、气促加重，求治。

刻诊： 反复胸闷，气促，偶有胸痛，多于快走或爬五楼后出现，休息后或服用丹参滴丸后可好转。偶有头晕、心慌，与活动、情绪无明显关系。痰涎多，口干，饮水一般，无口苦，无恶寒发热，平素易乏力，无发热恶寒，纳差，偶有饭后胃胀，夜间反酸，睡眠较差，多梦易醒。夜尿 2～3 次/晚，大便偏烂。舌色淡暗，舌体胖大有齿痕，舌下脉络瘀曲，苔白腻，脉滑，关弦。

六经脉证辨析： 胸闷、胸痛、气促，胸闷、心慌、胃胀，痰涎多，纳差，舌色淡暗，胖大有齿痕，苔白腻，脉滑，大便偏烂，夜尿多，为太阴胃虚，中不制下，气夹水饮乘虚上冲上焦。

口干、心烦、反酸，多梦易醒，为痰盛郁而化热伤津并扰上焦心神。

舌下脉络瘀曲，时有胸痛，为血脉瘀阻。

中医诊断： 胸痹。

六经（病）辨证： 太阴阳明合病。痰瘀互结证。

治疗： 温胆汤加味：法半夏 15g，橘红 15g，苍术 15g，枳壳 15g，竹茹 15g，甘草 10g，三七片 15g（单煎），丹参 15g，茯苓 20g，党参 15g，厚朴 15g，夜交藤 30g，合欢皮 15g，生姜 15g。

7 剂，日 1 剂，水煎分 2 次服。

治疗思路： 患者里虚、胃寒、饮逆而痰涎多，痰盛郁而化热则见口干、心烦、心慌；患者有冠心病支架术史，舌下脉络瘀曲，时有胸痛，为痰瘀阻之象。故用邓（邓铁涛）氏加味温胆汤补中虚，逐里饮，降逆祛痰，活血通络。方中加厚朴，暗含厚朴生姜半夏甘草人参汤之意，主中虚腹胀。加合欢皮、夜交藤以交通心肾，养心安神。其中合欢皮偏于除躁安神，夜交藤可入血分，以养血安神助眠。

二诊： 电话随访患者，诉 7 剂药后胸闷、气促较前发作减少，头晕、心悸发作较前减少七成，痰涎量较前减少五成，口干、乏力、胃纳、多梦较前好转。嘱其继续守方服用 14 剂。患者精神明显改善，心悸、胸闷发作次数及时间明显改善，运动耐量较前明显改善，胃胀减轻，食欲恢复，饮食较前增多。

治疗思路： 温胆汤临床不仅可用于冠心病心绞痛的治疗，也可用于太阴少阳合病的痰火上逆较重的心悸、睡眠障碍、肺源性心脏病等证。

医案三：反复咳嗽证难愈竹叶前胡疗效奇

朱某，56 岁，2018 年 7 月 26 日初诊。

主诉：咳嗽 1 月余。

病史：患者 1 月前受凉后开始出现发热，在某医院住院输液、抗感染治疗后发热好转，但出院后咳嗽反复发作不愈，求治。

刻诊：咳嗽，咳痰，白天较甚，咳白色黏痰为主，无发热恶寒，口干口渴，饮水多。平素出汗较多，无胸闷气促，无肢体酸痛，无腰酸背痛。近期饭量较前下降，近 2 天睡眠较差，大便 1 天 3 次，无黏腻，小便偏黄，量少。舌体胖大有齿痕，舌边尖红，苔薄白，舌面多裂纹，舌底脉络稍瘀曲，脉弦滑。

六经脉证辨析：咳嗽，咳痰，纳差，舌体胖大有齿痕，脉滑，为太阴病胃虚水饮上逆。

口干，口渴，饮水多，睡眠差，舌边尖红，舌面多裂纹，小便偏黄，为阳明津伤，阳明热扰心神，神虚涣散，阳不入阴。

饭量较前下降，舌边尖红，舌面多裂纹，脉弦，为少阳枢机不利。

1 月前受凉诱发，咳嗽反复不愈，出汗较多，苔薄白，为太阳中风表虚证。

舌底脉络稍瘀曲，为瘀血。

中医诊断：咳嗽。

六经（病）辨证：太阳阳明太阴合病，兼夹瘀血。

治疗：竹叶前胡汤：淡竹叶 15g，前胡 30g，法半夏 20g，炙甘草 15g，茯苓 20g，白芍 15g，黄芩 15g，当归 15g，党参 15g，桂枝 15g，生姜 20g，大枣 6 枚（擘）。

4 剂，日 1 剂，水煎分 2 次服。

治疗思路：此患者是比较典型的太阳表未解，又过度输液清热伤及胃气，寒饮内停上逆，久之不仅痰浊不化而咳嗽不愈，痰浊还久郁化热耗气，伤及津血。竹叶前胡汤水热同治，又补中虚，逐里饮，清热生津养血，和解枢机，降逆化痰止咳，因此针对久咳胃虚津血伤、水饮偏盛兼阳明微热的咳嗽患者疗效显著。

医案四：痔疮出血伴疼痛　散结化痔最适用

黄某，女，79岁，2020年9月6日初诊。

主诉： 混合痔10余年。

病史： 混合痔10余年，近来反复疼痛出血，外科因其外痔尺寸过大，建议手术治疗，患者因年纪太大而拒绝，寻求中医疗法。患者既往高血压病史，时有头晕心慌，经9剂中药调理后血压控制平稳，无心慌心悸，无头晕头痛，对于屡屡发生的痔疮疼痛、出血、影响坐卧而非常痛苦，寻求中医治疗。

刻诊： 肛门时有灼热疼痛感，时有痔疮破裂出血、肛周水肿，偶有晨起血压高，睡眠差，夜间口干，无口苦，平素畏寒，纳可，大小便正常。舌色淡暗，舌体胖大齿痕，舌边尖微红，苔薄，舌面裂纹，脉沉滑。

中医诊断：混合痔。

治疗： 散结化痔方：土茯苓15g，苍术15g，槐花15g，地榆15g，芒硝10g，五倍子15g，鱼腥草60g，防风10g，荆芥10g，生大黄15g，黄柏20g，牛膝15g，冰片3g。

嘱： 除冰片、芒硝外，其余药物放入大锅内煮水约1500mL，然后融化冰片、芒硝于内，水温烫时熏蒸，放温后坐浴15～20分钟。

二诊： 患者诉，4剂后明显感觉痔核较前软化，水肿体积较前好转5成，已经有信心不再手术。

三诊： 已无痔疮出血，水肿较前明显好转，肛门异物感有所减轻，要求继续坐浴。坐浴21剂后，出血疼痛基本消失，想要停一段时间。大概两三月后才间断又来开几剂药坐浴，但已经没有了是否需要手术的困扰。

治疗思路： 散结化痔方坐浴外用治疗风、湿、燥、热之痔疮的四大病因引起的痔疮，既能清热祛湿，利水肿，又能凉血止血，祛血瘀，可以做到全面兼顾。多数患者都避免了手术之虞。

第六章

经方外治创新用　疑难杂症辟蹊径

编者按： 本章为刘天骥主任中医师所作，他临证擅长将仲景经方在体表穴位上贴敷，不仅用于辨治皮科病证，而且用于治疗内伤杂病，思路新颖，观点独特，方法可操作性强，很有启发意义。

　　刘天骥简介： 主任中医师，就职于河南中医药大学第六临床医学院，驻马店市中医院名中医工作室知名专家，驻马店市首届名中医，驻马店市中医外治研究所所长，驻马店市中医药学会外治专业委员会主任委员，驻马店市仲景医学学会副会长，世界中医药学会联合会古代经典名方临床研究专业委员会常务理事。从事中医临床48年，擅长用经方治疗皮肤病，及经方内病外治方法辨治胃病、咳嗽、寒哮、鼻炎、颈肩腰腿痛等病。主编、参编中医临床著作4部，撰写并刊登于省级以上中医药杂志学术论文200余篇，获市科技进步奖8项。

第一节 《伤寒杂病论》外治法临证活用

《伤寒杂病论》系医圣张仲景勤求古训、博采众方、独创新法，集中医内治、外治法之大成的大智慧、大妙法，其中丰富的外治法内容，如能深思、深悟和活用，能够圆融用于表、里急慢性病证和疑难杂证，效如桴鼓。我在长期研读《伤寒论》《金匮要略》的过程中，对一些有关外治的理法和治疗进行了思考，并经临证应用疗效颇佳，积累了一定的临证经验。

一、《伤寒杂病论》外治法

《伤寒杂病论》记载了众多的外治疗法，诸如针灸按摩、孔窍给药、体表用药及一些特殊的外治疗法等，简述如下。

1. 针灸、导引、吐纳、膏摩

《金匮要略·脏腑经络先后病脉证》云："四肢才觉重滞，即导引、吐纳、针灸、膏摩，勿令九窍闭塞。"这是医圣张仲景提出的"治未病"方法，意即四肢刚刚感到沉重不适，就及时采取自我按摩或吐浊纳新的呼吸运动，或针或灸，或用药膏熨摩体表等外治法，使人体气血流动，九窍畅通，则可预防疾病的发生。此为"未病先防"的定法。

2. 孔窍给药

搐鼻、吹鼻、塞鼻、灌耳、舌下含药、暖脐、坐药、润导、灌肠等。如《金匮要略·痉湿暍病脉证治》第 19 条说："湿家病，身疼发热，面黄而喘，头痛鼻塞而烦，其脉大，自能饮食，腹中和无病，病在头中寒湿，故鼻塞，内药鼻中则愈。"这是张仲景搐鼻或塞鼻的孔窍给药法。盖鼻为肺窍，外邪袭肺则鼻塞，故纳药鼻中，以宣泄上焦寒湿，使肺气通利，邪散而病愈。原文虽未给出纳入何药，但已经指明治疗法则，后世医家多主张用瓜蒂散（瓜蒂一味研末）搐鼻，或以绵裹塞鼻中治之。

《金匮要略·杂疗方》记载有"救卒死而目闭者方……捣薤汁灌耳中，

吹皂荚末鼻中，立效"，"尸厥……桂屑着舌下"，这是灌耳、吹鼻和舌下含药的方法。

《金匮要略·妇人杂病脉证并治》第15条说："妇人经水闭不利，脏坚癖不止，中有干血，下白物，矾石丸主之。"第20条："蛇床子散方，温阴中坐药。"均是将药物纳入前阴的坐药法。

《伤寒论》阳明病篇第233条："阳明病，自汗出，若发汗，小便自利者，此为津液内竭，虽硬不可攻之，当须自欲大便，宜蜜煎导而通之；若土瓜根及大猪胆汁，皆可为导。"此即蜂蜜作挺塞肛，土瓜根或猪胆汁灌肠，以治大便秘结的外治法。

《金匮要略·杂疗方》中的"薤捣汁，灌鼻中"救治卒死，相当于现在的"鼻饲法"急救，还有"猪脂如鸡子大，苦酒一升，煮沸，灌喉中"救治卒死等，都为孔窍给药法。

3. 体表给药

如熏洗、浸足、扑粉、头风摩顶等。《金匮要略·百合狐惑阴阳毒病脉证治》第6条："百合病，一月不解，变成渴者，百合洗方主之。百合洗方，上以百合一升，以水一斗，渍之一宿，以洗身。洗已，食煮饼，勿以盐豉也。"百合病迁延失治，阴虚内热伤津，故口渴。盖肺与皮毛相应，其气相通，洗其外而通其内，取百合清润心肺之功，收滋阴清热，润肺止渴之效。煮饼即面条，小麦甘寒，养心益肾，调养胃气以生津，以助除烦止渴。这是张仲景把外治法与食疗法相结合的典范。

《金匮要略·百合狐惑阴阳毒病脉证治》第11条："蚀于下部则咽干，苦参汤洗之。苦参汤方：苦参一升，以水一斗，煎取七升，去滓，熏洗，日三服。"狐惑病为湿热下注前阴，前阴糜烂，热毒循经上冲则咽干，苦参清热燥湿，解毒杀虫，可作熏洗之用。《别录》论苦参"无毒……养肝胆气，安五脏，定志，益精，利九窍，除伏热，肠癖，止渴，醒酒，小便黄赤，治恶疮下部䘌，平胃气"。苦参燥湿清热，祛风杀虫，治疗诸多湿热蕴结于肌肤之瘙痒性皮肤病，疗效甚佳。现代药理研究认为，苦参抑真菌、抗滴虫，故治疗真菌性阴道炎或滴虫性阴道炎，均疗效可靠。

紧接上篇，第12条："蚀于肛者，雄黄熏之。"雄黄燥湿解毒杀虫，烧烟熏之可止痛痒，故可治疗湿热邪毒下注肛门之溃疡。雄黄有毒，宜掌握剂量，中病即止。狐惑病蚀于前阴，用苦参汤熏洗；蚀于肛门，用雄黄烟熏。若配合内服甘草泻心汤，内外合治，疗效更佳。

《金匮要略·杂疗方》说："救卒死而壮热者方，矾石半斤，以水一斗半，煮消，以渍脚，令没踝。"此乃卒死而壮热的急救方法，卒死之因为血气并走于上，其用酸涩之矾石温汤没于踝部浸足，收敛逆气，引热下行也。又《金匮要略·中风历节病脉证并治》亦有以矾石二两煎汤浸足、治脚气冲心的记载："矾石汤，治脚气冲心。"

《伤寒论》第38条，服用大青龙汤后，汗出多者，温粉粉之，可用炒温米粉止汗。

《金匮要略·中风历节病脉证并治》记载："头风摩散方，大附子一枚（炮），盐等分，上二味为散，沐了，以方寸匕，已摩疢上，令药力行。"方中附子辛热，散经络之风寒，盐味咸而微辛，祛皮肤之风毒。两药合用，散风寒而止疼痛，这是头风病的外治疗法。

《金匮要略·杂疗方》中的救自缢死方，实乃现代人工呼吸的急救技术等。

二、临证活用经典法，创制有效外治方

根据中医学"异病同治"法则，我依据《伤寒杂病论》有关外治方，通过临证实践加味，创制了新方，扩大了外治法的应用范围。临证只要病机相同，均可拓宽思路，而用于不同的病证。

1. 苦参汤洗方

治疗组成：苦参120g，地肤子、白鲜皮各60g。

用法：水煎取汁2000～4000mL（或者用中药配方颗粒，开水冲泡亦可），外洗或湿敷，日2～3次，药液可加热重复使用。1剂药可用2～3天。

功效：清热燥湿，解毒止痒。

主治：急性湿疹。急性湿疹皮损色红、渗液、糜烂、瘙痒等。

应用思路与方义：《黄帝内经》云："诸痛痒疮，皆属于心。"急性湿疹属中医学"浸淫疮"范畴，《外科大成》云："浸淫疮者，转广有汁，多起于心。"故急性湿疹责之于"心火""脾湿"。湿热蕴结肌肤与狐惑病湿热下注

的病机相同，故用苦参汤洗方稍事加味，外洗或湿敷以治疗急性湿疹。方中苦参大苦大寒，清热燥湿，杀虫止痒，专治心经之火，清心火，燥脾湿，止瘙痒，量大力专。地肤子辛苦寒，清热利湿，祛风止痒，治湿疹湿疮，风疹瘙痒。白鲜皮苦寒，具有清热燥湿、泻火解毒、祛风止痒之功效，为治湿热疮毒、风疹湿疹、疥癣瘙痒之要药。三药合用，清热燥湿，祛风止痒，强强联合，其功大矣！又外洗药，直达病所，发挥药疗、水疗和热疗的综合作用，能迅速控制急性湿疹渗水、瘙痒等症状，取效较捷。

2. 百合苦参汤洗方

治疗组成：百合120g，苦参100g，丹参60g，凌霄花30g。

用法：水煎取汁2000～4000mL（或者用中药配方颗粒，开水冲泡亦可），外洗或湿敷，日2～3次，药液可加热重复使用。1剂药可用2～3天。

功效：清热燥湿，解毒止痒，滋阴润肤。

主治：慢性湿疹。皮损肥厚、粗糙、瘙痒剧烈属于血虚风燥证者。

应用思路与方义：血虚风燥津伤、肌肤失养所致的皮肤病证，与百合病津伤口渴的病机契合。慢性湿疹虽为津液阴血耗伤，而湿邪仍然留滞，故用治疗百合病的百合洗方合用清热燥湿的苦参汤洗方，既清热燥湿止痒，又滋阴生津润肤。因皮损肥厚，可加用既活血又止痒的丹参、凌霄花，以助皮损消散。

3. 黄连粉方

治疗组成：黄连10g，甘草10g，共为细末。

用法：可根据皮损大小，取药粉适量，凉开水或香油调糊涂之，1日2～3次。一般用药3～5天，渗出减少而渐愈。若渗出多者，亦可湿敷。

功效：清热燥湿，泻火解毒。

主治：疮、疖、脓疱疮、丹毒、脚湿气等。

应用思路与方义：《金匮要略·疮痈肠痈浸淫病脉证并治》第8条："浸淫疮，黄连粉主之。"浸淫疮以皮肤瘙痒、抓破流水、蔓延成片为特征。《诸病源候论·浸淫疮候》指出："浸淫疮是心家有风热……先痒后痛而成疮，汁出侵溃肌肉，浸淫渐阔，乃遍体。"此乃《黄帝内经》"诸痛痒疮，皆属于心"也。上述疮疖等病皆由心火、湿热而成，与浸淫疮病机相符，故可用治疗浸淫疮的黄连粉治疗。而黄连粉原文未见方，可根据《桂林古本伤寒杂病论·辨瘀血吐衄下血疮痈病脉证并治》"黄连粉方。黄连十分，甘草十分。上二味，捣为末，饮服方寸匙，并粉其疮上"组方。

盖黄连苦寒入心，清泄心经火热，燥湿解毒；甘草清热解毒，二者合用，其力更宏。然黄连味极苦，除浸淫疮较严重外，一般不作内服，只作外用。临床也可将黄连制为溶液、面膜、软膏等外用。如10%黄连液搽患处治疗丹毒、脓疱疮、脚湿气。黄连粉倒膜治疗粉刺。10%黄连膏治婴幼儿湿疹、痱毒等。其应用之广，正如《本草正义》所云："苦先入心，清涤血热，故血家诸病……及痈疡斑疹丹毒，并皆仰给于此。"

第二节　经方内病外治法

凡遇不愿服药之人，或服药困难之病症，可把内服汤剂变为外治，亦殊途同归而取效。在临证中，我经常据证将《伤寒论》内服经方外用来辨治外感、内伤病证，既取得了内服汤药所要达到的良好疗效，也避免了一些内服苦寒药伤及胃气的弊端，正如清代外治医家吴师机《理瀹骈文》所说："变汤剂外用，实开后人无限法门。"

一、麻黄细辛附子汤加味外洗方

治疗组成：麻黄60g，细辛60g，附子30g，川乌30g，生姜90g，当归60g。

用法：上药加水4000mL，煎取药液2000mL，第二煎加温水2000mL，煎取药液1000mL，两次药液合并，加白酒300mL，外洗，日2次，2日1剂。洗后避风，勿食寒凉食物。

功效：扶阳祛寒通痹。

主治：寒痹证，腰及四肢关节疼痛、麻木不仁。

应用思路与方义：寒痹为肝肾亏虚，又外受寒邪而发病。《素问·痹论》云："风寒湿三气杂至，合而为痹也……寒气胜者为痛痹。"这与麻黄细辛附子汤的素体阳虚、外受寒邪,"表虚寒夹内寒饮"(毛进军《经方心得》)的病机契合。故略施加味,又变内服药为外洗以治寒痹,收效亦佳。

麻黄开腠理、祛寒邪、止疼痛。《本经》云:"破癥坚积聚。"毛进军教授在《经方心得》中指出:"麻黄凭借其破癥坚积聚之力,以通经脉,除寒饮。"高学敏在《中药学》中明言:"治风湿痹证,腰腹冷痛。"细辛辛温香窜,其性最烈,外散风寒,内化寒饮,为通痹散结、温阳止痛之要药。《本经》谓其"主百节拘挛,风湿痹痛"。清代医家黄元御《长沙药解》盛赞细辛其功为"温燥下行,其性疏利迅速,开通关腠,驱逐寒湿之力甚捷"。《经方心得》强调细辛"能破除伏寒凝结,入阴搜邪,凡是风寒、水湿、痰饮等邪气依附于经络、关节、肌肉等部位……使用细辛可将其搜寻分离,并透出体外",此对细辛的理解和应用可谓非常透彻。附子辛散温通,行十二经,温经散寒,止痛力强,善治寒痹痛剧者。明代医家倪朱谟《本草汇言》论附子为"回阳气,散阴寒,逐冷痰,通关节之猛药也"。川乌辛热,有大毒,祛风除湿,温经止痛,为治风寒湿痹寒胜痛著之第一药。

上四味集开腠理、祛寒邪、通经脉、止痹痛、温阳气、搜阴邪于一炉,紧扣阳虚寒凝之病机,故治寒痹,如汤沃雪,其效立彰。方中用大量生姜,既祛风散寒,除湿疗痹,又解附子、川乌之毒。当归辛甘温,辛能活血,甘能补血,温以散寒,使血盈畅流,筋脉得养,寒邪得除,寒痹得蠲。诸药合用,据机组方,配伍巧妙,可达扶正祛邪、标本兼顾、减毒增效之目的,故临证应用多有佳效。

二、小青龙汤加味外洗方

治疗组成:炙麻黄、桂枝、干姜、白芍、炙甘草各30g,细辛15g,陈皮、乌梅各40g(因为半夏、五味子价格较高,故以陈皮、乌梅代之)。

用法:上药水煎2次,取汁1500mL或者2000mL(也可用中药配方颗粒开水冲泡)浴足,日1~2次,每剂药用2天。晚上浴后,用吴茱萸粉6g,陈醋调膏,贴于涌泉穴,次日早晨去药。本法适用于3~6岁儿童,可随年龄增减而适当调整剂量。

功效:解表散寒,温中化饮降逆。

主治：小儿咳嗽，感冒。

应用思路与方义：小青龙汤在《伤寒论》中出现2次，即第40条："伤寒表不解，心下有水气，干呕，发热而咳，或渴，或利，或噎，或小便不利、少腹满，或喘者，小青龙汤主之。"和第41条："伤寒，心下有水气，咳而微喘，发热不渴。服汤已渴者，此寒去欲解也。小青龙汤主之。"在《金匮要略》中出现3次，即《金匮要略·痰饮咳嗽病脉证并治》第23条："病溢饮者，当发其汗，大青龙汤主之，小青龙汤亦主之。"第35条："咳逆，倚息不得卧，小青龙汤主之。"和《金匮要略·妇人杂病脉证并治》第7条："妇人吐涎沫，医反下之，心下即痞，当先治其吐涎沫，小青龙汤主之。"上述五条病虽不同，而病机相同，都使用了小青龙汤，体现了中医学"异病同治"的法则。众所周知，小青龙汤的核心病机是外有伤寒表证未解，肺气失宣，内有虚寒，水饮不化，水饮射肺，内外相合而咳喘。

现今室内夏有空调，冬有暖气，室内外温差极大，小儿调摄不周，又肺为娇脏，小儿最易受凉感冒，一旦生病，家长焦急，欲求速效，动辄输液，甚为常见。输液后发热消退，感冒治愈，但静脉输入大量液体和抗生素，甚或激素，伤人阳气，人为造成里寒水饮而导致咳嗽，并迁延不愈。这与外寒内饮的小青龙汤方证病机契合，故可用小青龙汤治疗小儿感冒后的咳嗽。然小儿服药困难，我常采用小青龙汤浴足，再配以吴茱萸贴涌泉穴，治疗小儿咳嗽，疗效显著。

小青龙汤加味外洗方针对外寒内饮之病机，立解表散寒、温化水饮之法。方中麻黄、桂枝、干姜、细辛在《本经》中都有"止咳逆上气"的论述。因外感症状已愈，故用炙麻黄增强止咳平喘之功。四药合用，温化水饮，散寒止咳。陈皮苦能燥湿，温可暖脾行气，以温化水湿，使湿去痰消，且辛行苦泄，能宣肺止咳，故为治痰理咳之要药。《药性论》谓陈皮"消痰涎，治上气咳嗽"。乌梅敛肺气，止咳嗽，用于肺虚久咳。白芍敛阴和营，缓解痉挛，利水去饮。炙甘草益气和中，缓峻和药，与白芍配伍，可缓解气道痉挛，以治咳喘。诸药合用，可使寒邪散，水饮化而咳喘止。正如毛进军教授在《经方心得》中所说："小青龙汤是治疗寒饮咳喘的高效方。"其"配伍特点是升降并用，发中有收，散中有敛，开中有合，刚柔相济……充分体现了一个表里同治、外散风寒、内蠲水饮的格局"，此对小青龙汤的分析可谓入木三分，足资借鉴。

一、冬病夏治特色和意义

冬病夏治，顾名思义，"冬病"是指冬季容易发病，或病情入冬加重的某些疾病，如慢性支气管炎、支气管哮喘、过敏性鼻炎、风湿与类风湿关节炎、胃及十二指肠溃疡、冠心病、冻疮等。"夏治"是指对上述疾病，趁其夏季病情缓解之机，抓着夏季阳气旺盛的时节进行治疗，以预防旧病复发或减轻症状的一种中医独特的治疗方法。

冬病夏治贴敷疗法最早由中国中医研究院田从豁教授发起，田教授用针灸治疗哮喘的近期效果很好，但容易复发。为寻找预防的方法，田教授经查阅古代文献发现清·张璐《张氏医通》三伏天运用白芥子涂法治"冷哮"的记载："夏季三伏中……白芥子净末一两，延胡索一两，甘遂、细辛各半两，共为细末，入麝香半钱，杵匀，姜汁调涂肺俞、膏肓、百劳等穴，涂后麻垫疼痛，切勿便去，候三炷香足，方可去之，十日后涂一次，如此三次病根去矣。"经临床应用后确有疗效。

1958年给国家领导人贴治慢性气管炎。因麝香昂贵，田教授对药物和腧穴进行了修改。其药物组成和用法为：炙白芥子、延胡索各21g，甘遂、细辛各12g，共研细末，为1人1年用量。在夏季三伏天时，每次取1/3量的药末，生姜汁调糊，分别摊于直径约3cm的油纸上，贴于肺俞、心俞、膈俞穴，胶布固定，一般贴4～6小时取下，每隔10天贴1次，即头伏、二伏、三伏各贴1次。

1978年，田教授发表了《冬病夏治消喘膏治疗喘息性支气管炎和支气管哮喘的临床研究》。1979年该项研究获卫生部（现国家卫生健康委员会）科技成果奖，同年6月北京召开第一届"全国针灸针麻学术国际研讨会"，首次提出"冬病夏治"疗法，从"春夏养阳"的观点，结合临床观察和实验研究做了介绍，引起国外学者的广泛关注。此后，"冬病夏治"疗法在全国逐渐普遍展开实施。

近年来，"冬病夏治"风行全国，各地大、小医院和诊所都开展了此疗法，受到医者和民众的青睐，方兴未艾。虽然风行，但实施该疗法者良莠不齐，疗效差异也逐渐显露。为弘扬该传统疗法，我从事此疗法有30余年，取得了良好的疗效，也有独特的认识和创新，积累了一定的经验和体会，列举如下。

二、冬病夏治贴穴时间的思考

冬病夏治是依据中医学"天人相应"和疾病治疗的"发时治标，平时治本"原则，而采取的预防和治疗疾病的方法，是一种"治未病"的中医智慧。包括内治和外治，药物和非药物疗法。目前，大多数人认为只有三伏天的贴敷方法是冬病夏治，这种认识太局限了。贴敷只是冬病夏治中的一种药物外治疗法，其他如内服中药汤剂、丸、散、膏、丹及药浴、针灸、推拿等诸多疗法都属于"冬病夏治"的范畴。

冬病夏治贴敷疗法也称作"天灸疗法"，不能局限于从三伏天的头伏开始，我经临床实践，认识到天灸疗法应该从立夏就开始实施，一直持续到三伏的末伏。

为什么冬病夏治呢？《素问·四气调神大论》曰："夫四时阴阳者，万物之根本也，所以圣人春夏养阳，秋冬养阴，以从其根。"又曰："圣人不治已病治未病。"冬病夏治是根据上文"春夏养阳"理论和"治未病"的预防方法，在夏季气温最高、人体阳气最盛的时候，对冬季易发疾病，趁其夏季未发病时进行治疗，使人体正气旺盛，增强冬季御寒的抗病能力，至冬则可少发病或不发病，或虽发而症状轻微。因为冬病大多是由于正气虚弱，又感受寒邪，因冬季的主气为寒，故冬季易发或加重。而在夏季借助天之阳热，又加上温热药物（非药物疗法夏季应用亦能温阳增效），使患者阳气充实，正气旺盛，体内蕴积抗寒能力，至冬则正气足而寒邪去，达到未病先防的目的。

冬病夏治的方法和范围有哪些呢？冬病夏治最初见于三伏天用贴敷疗法治疗哮喘、慢性支气管炎。40余年来治疗方法和病种逐渐增多，除前述的贴敷疗法外，他如药物熏洗、足浴、外涂、贴脐、针灸推拿、拔罐、刮痧等诸多药物和非药物外治法。近年来，中药汤剂及丸、散、膏、丹、药酒、药茶等内服疗法亦逐渐兴起，可谓异彩纷呈。同时，所治疾病范围也在逐步扩大，诸如过敏性鼻炎、小儿肺炎、儿童反复上呼吸道感染、感冒反复发作、消化性溃疡、慢性结肠炎、风湿和类风湿关节炎、颈椎腰椎病变、冻疮等。但应当客观看待，冬病夏治是有一定范围的，不能包治百病。

三、天灸贴穴基本药方和用量

方药组成：麻黄、细辛、干姜、炒甘草、桂枝各30g，赤、白芍各15g，五味子10g，生半夏40g，炒白芥子120g，丁香、肉桂各5g。

制法：上药粉碎，过80目筛，装瓷瓶备用。取效的关键在于炒白芥子的技巧，白芥子炮制（炒）需掌握好火候，炒至焦黄，用手一捏即碎，过熟影响疗效，过生则易起疱，这个一定要重视。

用法：临用时取药末21g（小儿酌减）用生姜汁调膏。贴于肺俞、心俞、膈俞、天突穴。每10天贴1次，从立夏开始至末伏，共贴6～10次。贴敷时除选准穴位外，生姜要用原汁，不加水，临用时配制。

四、冬病夏治的注意事项

冬病夏治应按照辨证论治，根据具体病种和病证，结合患者体质、年龄、病程等综合分析后，分别采用不同的治疗方法。以穴位贴敷为例，未贴前明确中医诊断，选中医辨证为"寒咳""冷哮"（包括西医的咳嗽、支气管哮喘、喘息性支气管炎等）者，排除心、肝、肾等严重疾病，孕妇，哺乳期，皮肤破损或疾病急性发作期及过敏体质等医师认为不可贴敷的疾病。

贴时注意事项。首先，精选药材，粉碎为细末，用生姜汁调膏，贴于特定腧穴，并固定。其次，贴敷时间，一般儿童为半小时至1小时，成人1~3小时。可根据贴敷后的局部感觉而决定贴敷时间。若贴后局部舒适微痒，可适当延长贴敷时间，但以不烧伤皮肤为宜；若贴后局部热辣感明显，甚或灼热疼痛，皮肤潮红，可立即去药，以防烧伤皮肤。如果皮肤烧灼起水疱，可用炉甘石洗剂外搽（凡起疱的患者，疗效非常好）。其三，贴敷期间应远离空调，少吃冷饮及寒凉冰冻食品，以防寒气凝滞体内，影响治疗效果。同时也应忌食辛辣肥甘食物，防其湿邪化热伤阴。其四，情绪乐观，树立治愈疾病的信心，保持充足的睡眠，适量体育锻炼，以增强体质，则有助于冬病夏治疗效的巩固。

第四节　医　案

医案一：反复咳嗽证缠绵　青龙外治效彰显

张某，男，6 岁，2017 年 11 月 30 日初诊。

主诉： 反复咳嗽 3 月余。

病史： 3 月前因受凉感冒发热，最高 39℃，口服药物未退热，即输液（药物不详）1 周，热退，但遗留咳嗽。虽经服用西药、中成药等多方治疗，但咳嗽仍然时轻时重。患儿平素易感冒，稍受风寒即发热、扁桃体肿大疼痛等。每次感冒往往经半月以上多法治疗才能痊愈，求治。

刻诊： 面黄体瘦，咳嗽以晨起和夜间较重，咳嗽重时吐少许白色泡沫痰。舌质淡，苔薄白滑润，脉沉细。

六经脉证辨析： 素体虚寒，面黄体瘦，易感冒，咳嗽缠绵难愈，咳嗽以晨起和夜间较重，咳嗽重时吐少许白色泡沫痰。舌质淡，苔薄白滑润，脉沉细，为少阴风寒束表。

咳嗽、咳吐白色泡沫痰，输液留有水饮，舌质淡，苔薄白滑润，脉沉。为太阴胃虚水停，凝聚为痰，痰饮上逆。

中医诊断： 咳嗽。

六经（病）辨证： 少阴太阴合病。

核心病机： 寒邪束表，痰饮上逆。

治疗： 炙麻黄、桂枝、干姜、白芍、炙甘草各 30g，细辛 15g，陈皮、乌梅各 40g，当归 30g。

3 剂。日 1 剂，水煎 2 次，取汁 2000mL，浴足，日 1 ～ 2 次。晚上浴后，用吴茱萸粉 6g，陈醋调膏，贴于涌泉穴，次日早晨去药。

治疗思路：该患者系受凉后感冒，属于风寒感冒，若服中药解表发汗，会很快痊愈。而输液虽然热退，感冒痊愈，而留有水饮，上逆犯肺，致发生咳嗽。加上患儿素体虚寒，故咳嗽缠绵难愈，与小青龙汤方证病机契合。虽无外感表证，仍可用小青龙汤。《经方心得》云："小青龙汤重点是治疗寒饮咳喘……不论有无表证，都可以据证加减应用。"因外感表证已除，故炙麻黄偏重于止咳平喘，又因夜间咳甚，故用当归养血止咳。《本经》说当归"主咳逆上气"。笔者临床对夜间咳重者均加当归，均效佳。又小儿服药困难，加大剂量浴足，足踝以下有 60 多个穴位，取药疗、水疗、腧穴的综合作用，可收到与内服药异曲同工之妙。又加上吴茱萸贴涌泉，可降上逆之肺气，有助于止咳平喘。据临证实践，如此外治法联用，可加强疗效。

二诊：12 月 6 日复诊，用药 1 周后咳嗽减轻，自觉较前有劲，饮食增加。守法继用。

三诊：12 月 13 日复诊，药后咳嗽基本痊愈。仅早晨起来偶咳。守上方去细辛、陈皮、炙麻黄、乌梅，加黄芪、白术、补骨脂、熟地黄各 30g。每剂药洗 3 天，每周 1 剂，连用两周以巩固疗效，增强体质。1 年后随访，虽寒冬而咳嗽再未发作。

治疗思路：三诊已经基本痊愈，再开方浴足加黄芪、白术、补骨脂、熟地黄，功在益气健脾、补肾填精，是为固本以防再发之法。

医案二：湿疹瘙痒证难愈　苦参洗方疗效奇

李某，男，50 岁，2017 年 7 月 8 日初诊。

主诉：双下肢瘙痒 1 月余。

病史：1 月前，双下肢出现红斑、丘疹瘙痒，经用西药（不详）内服外涂，时轻时重，终未能愈。求治。

刻诊：双下肢散在绿豆至黄豆大红丘疹，瘙痒，以小腿为甚，内足踝上方各有一约 3cm×2cm 的皮损糜烂，流黏黄水，伴心烦口渴，大便稍干，日 1 次，小便短赤。舌质红，苔薄黄腻，脉滑数。

六经脉证辨析： 双下肢内足踝上方各有一约 3cm×2cm 的皮损糜烂、流黏黄水，苔腻，为太阴浊饮。

双下肢散在绿豆至黄豆大红丘疹，瘙痒，以小腿为甚，心烦口渴，大便稍干，小便短赤。舌质红，苔薄黄腻，脉滑数，为阳明热扰上焦，伤津，外结、里微结。

中医诊断： 湿疹。

六经（病）辨证： 阳明太阴合病。

核心病机： 湿热下注，蕴结肌肤。

治疗： 苦参 120g，地肤子、白鲜皮各 60g。

3 剂，2 日 1 剂，水煎取汁 4000mL 外洗，糜烂处湿敷，日 2～3 次。嘱：忌食辛辣刺激食物，不熬夜。

治疗思路： 该案为湿热蕴结肌肤所致之急性湿疹，与狐惑病湿热下注的病机相同。根据中医学"异病同治"法则，运用治湿热下注前阴溃疡的苦参汤，稍事加味而成苦参汤洗方，外洗加湿敷。

二诊： 7 月 14 日复诊，红斑丘疹大部分消退，瘙痒基本消失，足踝糜烂处已无渗液，守上方继用。至 7 月 20 日，共用药 6 剂，皮损全消，糜烂处愈合而告愈。1 年后随访无复发。

医案三：旧病复发咳喘证　内外齐治显神功

王某，男，72 岁，2013 年 11 月 16 日初诊。

主诉： 咳嗽气喘反复发作 9 年余，加重 10 天。

病史： 患者自诉于 9 年前一次感冒输液（具体用药及用量不详）1 周后，发热退后遗留咳嗽症状，经中西医多法治疗而愈。此后每年入冬受寒后即咳嗽、气喘。10 天前受凉感冒后旧病复发，西医诊断为支气管哮喘，经口服及吸入药物治疗，效果欠佳，遂求治于中医诊治。

刻诊： 患者神情、精神尚可，阵发性咳嗽，咳白色清稀泡沫样痰，胸闷气短，动则加甚，夜间不能平卧，无恶寒发热，无汗出，口中和，纳可，眠差，舌质淡，苔白滑，脉浮滑。

六经脉证辨析：阵发性咳嗽，无汗，脉浮，辨为太阳伤寒证。

阵发性咳嗽，咳白色清稀泡沫样痰，胸闷气短，动则加甚，夜间不能平卧，舌质淡，苔白滑，脉浮滑，辨为太阴寒饮上逆。

中医诊断：冷哮。

六经（病）辨证：太阳太阴合病，兼夹痰饮。

核心病机：寒饮蕴肺，外寒引动伏饮，上逆犯肺。

治疗：炙麻黄6g，赤芍10g，细辛3g，干姜6g，炙甘草6g，桂枝6g，五味子6g，清半夏6g，厚朴9g，茯苓10g（皆为中药配方颗粒）。

3剂，日1剂，开水冲泡，早晚饭后温服。

治疗思路：患者年高，阳气虚弱，感冒后输液，寒凉更伤阳气致水饮内停，上犯于肺，故致咳喘，至冬乃发。此次发作，属寒饮蕴肺，外寒引动内饮，经西医治疗，外感症状消失，但咳喘加重，符合小青龙汤脉证，故用小青龙汤加厚朴、茯苓助其降气化痰平喘之力。

二诊：11月19日复诊：药后咳喘稍有减轻，脉证同前，自觉背部发凉，晨起痰多，内服药守法继用，外用小青龙膏加丰隆穴贴敷。

治疗思路：患者一诊药后咳喘稍减，说明辨证无误，病重药轻，加用小青龙膏贴敷，助其内服之力，加丰隆穴增其化痰之效。正如清代医家徐灵胎云："外治可补内服药之不足。"

三诊：11月26日复诊：药后咳喘大减，夜能平卧，痰液减少，背部凉感消失，内服药停用，外贴药守法继用。至12月31日，共贴5次，服药10剂，诸症消失而告愈。嘱其防寒保暖，明年立夏后继续贴敷。

至2017年患者连续夏季贴敷3年，其间未发作。2020年12月随访，虽寒冬而咳喘未发。

医案四：皮肤瘙痒很痛苦　黄连阿胶珍珠母

陈某，男，50岁。2012年9月16日初诊。

主诉：皮肤瘙痒3月余。

病史： 项部、双肘部、腰骶部皮肤粗糙、瘙痒剧烈，随情绪波动和食辛辣酒类而加剧。省会多家医院诊为神经性皮炎，遍服中西药及外搽药膏，虽愈而移时又发。求治。

刻诊： 项部大椎穴上下如手掌大皮损粗糙，呈苔藓样变，双肘关节外侧各有一约 3cm×2cm 皮损肥厚，抓痕累积，其余双上肢有散在大小不等的米粒状成片皮损，腰骶部一鸡蛋大皮损粗糙。各处皮损皮色暗红，奇痒难忍，入夜更甚，搔破渗血后痒方稍止。伴心烦急躁，夜不能寐，口渴咽干，舌红少苔，脉弦细数。

六经脉证辨析： 项部大椎穴上下有一块如手掌大粗糙皮损，呈苔藓样变，双肘关节外侧各有一约 3cm×2cm 皮损肥厚，抓痕累积，双上肢有散在大小不等的米粒状成片皮损，腰骶部有一鸡蛋大粗糙皮损，为阳明外结。

心烦急躁，夜不能寐，奇痒难忍，口渴咽干，舌红少苔，脉弦细数。为阳明热扰上焦，津伤不养。

腰骶部一鸡蛋大粗糙皮损（肌肤甲错），各处皮损皮色暗红，奇痒难忍，入夜更甚，搔破渗血后痒方稍止。为太阴瘀血。

中医诊断： 摄领疮。

六经（病）辨证： 阳明太阴合病。

病机： 津虚血燥夹瘀。

治疗：

1. 内服：黄连阿胶汤加味：黄连 18g，黄芩 10g，阿胶 12g，白芍、珍珠母、石决明各 30g，白蒺藜、钩藤各 20g（皆为中药配方颗粒）。5 剂，日 1 剂，开水冲泡后早晚饭后温服，每次服药时吃煮熟蛋黄 1 个。

2.《金匮要略》苦参汤合百合洗方加味：苦参 150g，百合、地肤子、白鲜皮、黄芩、生地黄各 100g，水煎取汁 3000mL 外洗，日 1～2 次。皮损处外涂硫黄膏（本院自制升华硫黄 30g，基质 70g），1 日 2 次。

二诊： 9 月 21 日复诊，药后瘙痒稍减，仍急躁眠差，守上方去石决明、钩藤，加生龙骨、炒枣仁各 30g，5 剂，日 1 剂，服法同前，外洗、外涂药同前。

三诊： 9 月 27 日复诊，药后心烦急躁好转，夜能安睡，瘙痒大减。外洗药停用，内服药去龙骨、珍珠母，加丹参 30g、枳壳 12g，继服。至 10

月 26 日，共服药 30 剂，瘙痒止，皮损消而告愈。半年后随访未复发。

治疗思路： 神经性皮炎，因好发于颈项部，中医称之为摄领疮，以皮肤苔藓样变伴剧烈瘙痒为特征。本病多由风湿热邪蕴肤，或情志内伤，或营血不足，阴血受损，邪热蕴肤，肌肤失养所致。该案患者由情志内伤，郁久化热，热灼津血，致津虚血燥，皮肤不养，故瘙痒难忍，心烦失眠。病机符合黄连阿胶汤方证病机：热伤津血扰心（上焦）而阳不入阴，故主方用黄连阿胶汤加龙骨、珍珠母等，既镇心安神，又重镇止痒；白蒺藜、钩藤既疏肝解郁，平肝清热，又祛风止痒；酸枣仁养心阴，益心肝之血而安神；丹参活血祛瘀，消癥散结又能安神。再加之外用百合苦参汤洗方，药能直达病所，清热燥湿，解毒止痒，滋阴润肤。如此内外合治，多管齐下，诸药使血燥得润，皮肤得养，心神得安，瘙痒得止，顽疾得愈。

中医外治法是中医学的重要组成部分。它历史悠久，源远流长。根据文献记载，外治早于内治。《周礼》《山海经》和《五十二病方》中都有外治法的记载。《黄帝内经》提出的"内者内治，外者外治"之法则，如"桂心渍酒以熨寒痹"，为外治法的发展确立了理论基础。《伤寒杂病论》丰富和发展了外治法的内容，所列举诸法有证有法，治疗齐备。其中，很多方法于此以前的古籍中未见记载。故清代外治大师吴师机将其誉为"外治之祖"。

目前药物的毒副作用愈来愈显，药源性疾病与日俱增，人类要求安全有效的养生保健、防病治病的方法，故内病外治法应运而起，受到医者和大众的欢迎。尤其是近几年的"冬病夏治"和各种"贴敷"疗法非常火爆，上至三甲医院，下至各级医院、社区卫生服务站、诊所，都连年实施，可见其有效性及可操作性强。有关外治法的临床报道，琳琅满目，理论研究不断深入，外治方法也多种多样，剂型改革不断翻新，外治著作层出不穷。有鉴于此，我们在对《伤寒杂病论》内服方法研究的同时，应大力开展对其外治法的挖掘、整理和应用，使其发扬光大，造福人类。

第七章

经方大道必勤求　传统灸疗亦风流

编者按：本章为郑书伟副主任中医师所作，他善用针灸与经方相结合辨治内伤病证，方法新颖，疗效独特，值得思考和借鉴。

郑书伟简介：副主任中医师。驻马店市郑书伟疼痛研究所所长。驻马店市中医外治专业委员会副主任委员。驻马店市仲景医学学会理事。世界中医药学会联合会古代经典名方临床研究专业委员会常务理事。河南省中医药学会经方临床研究分会委员。从事中医临床36年，擅长用针灸治疗脑中风、糖尿病、颈肩腰腿痛、风湿病、失眠等病症。

第一节　经方在传统火灸外治中的运用思路

一、民间独特的"打火酒""药艾烫灸""爆灯火"疗法

中医传统疗法中，有一门独特的"火灸疗法"，包括"打火酒""药艾点烫""爆灯火"等，是疗效神奇的外治法，它以简、便、验、廉、效的特点，历来深受广大患者的欢迎。20世纪60年代，在我们家乡，有位老中医善用"火灸"疗法治病，以其疗效奇特而远近闻名。这位老中医施行"打火酒"的方法是：将几种活血化瘀浸泡的药酒倒在碗里，点燃后用手迅速抓火拍打患处，每抓一次拍打一次，连续拍打数次或数十次，使局部发红、发热即可，可收到瞬间止痛消肿的作用，对跌打损伤瘀肿、疼痛及寒湿痹痛等症疗效迅速。

施行"药艾烫灸"的方法是：用自制的艾条，蘸上桐油点着，也就是乘着明火，伸大拇指刮取过火的火头，迅速在患者穴位上点烫一下，连续点烫数次，用于治疗中风偏瘫、口眼㖞斜，疗效奇特，老中医称这个叫"火灸"，又称"指灸"。

"爆灯火"的方法是：先用纯中药炼制的草药粉和十多根灯心草一起放在桐油里浸泡2小时以上备用，施治时取一根灯心草点燃，对准选好的穴位，迅速一点，灯火迅即爆开，发出"啪"的爆淬声后，火也随之熄灭，老中医说："这叫爆灯火，专门治疗小儿脐风、肚痛、惊风证，非常有效。"

由于诸种原因，这些疗法濒临失传应用的人越来越少，，所以我深感这一古老传统而又有效的民间中草药火灸技术传承、创新的重要性和紧迫感。

多年来，我通过大量的民间走访，虚心求教，对于传统"火灸疗法"所用草药的精选、炼制及艾条的制作以及药酒的调制等，都进行了深入研究，也在临证中反复进行了手法、指法的探索。特别是跟随毛进军教授学习《伤寒》经方后，我在毛进军老师的指导下，经方变内服为外用，还配制出经方治疗酒、经方治疗艾条，经方灯火油等经方外治系列制剂，临床

上通过六经（病）辨证治疗常见病，包括一些疑难病症，都取得了显著的疗效。既继承了这一独特的民间疗法，又拓宽了经方辨治的思路及临证范围。

二、经方在火酒疗法中的应用（经方火酒疗法）

火酒疗法源于民间，是指将酒或酒精点燃后通过手指抓火、灼梳病处来治疗疾病的一种方法，有温通经络、祛风散寒的功效。

"打"是施术者用手的前掌拍打一定部位，包含拍打手法；"酒"为谷之精华，一般指高度蒸馏酒，能利用到其纯阳之性；"火"则是酒点燃之火，天然而温和。因此，"打火酒疗法"是一种古老的自然疗法。

经方应用于火酒外治，是在酒的基础上结合所选经治疗物，浸泡成经治疗酒，不仅扩大了经方的临证范围，更能起到火酒与经方的双重效应，我称之为经方火酒疗法。

我临床上治疗颈肩腰腿痛，常据证主方选用麻黄细辛附子汤。

《伤寒论》第301条："少阴病，始得之，反发热，脉沉者，麻黄细辛附子汤主之。麻黄细辛附子汤方：麻黄二两，细辛二两，附子一枚。"

麻黄细辛附子汤功能：扶阳解表，祛寒温通，逐湿化饮，活血通脉。

麻黄细辛附子汤证是外有伤寒表证、内有里虚寒饮的少阴伤寒证，它配伍严谨，药简效宏，用途广泛，凡辨证属阳虚寒凝、表里同病及外寒里饮证，尤其对四肢关节风湿病、寒湿痹痛证，用此方都有出奇制胜的疗效。

第二节　经方传统火灸配制及操作方法

一、经方火酒配制方法及应用

1. 麻黄细辛附子汤药酒

药物组成：麻黄50g，细辛50g，附子100g。

配制方法：上药均为干品，切成薄片或捣碎，以 1000g 高度白酒（白酒浓度 60% 左右）浸泡 200g 的中药，浸泡 30 天时间，然后倒出上层清液，即可用。其下层深黄色的液体可长期保存备用，愈久效力愈佳。此为冷浸法，药与酒的浸泡比例为 1∶5。

按照此治疗酒比例，根据临床需要，我还配制出：乌头汤酒、附子汤酒、桂枝芍药知母汤酒、肾着汤酒、四逆汤酒等经方类药酒外用系列，根据临床不同病证，辨证选方，对症下酒。我将这种不同经方浸泡出来的药酒，通称：经方类药酒，而用经方类药酒打火酒外用，叫经方火酒疗法。

在治疗风寒湿痹痛证中，辨证选酒，以麻黄细辛附子汤药酒为主，化裁对不同证型的病证用经方火酒疗法外治，疗效颇佳。

2. 经治疗酒辨证选用

辨证为少阴病，兼湿瘀，凝滞经络关节型，治宜温经散寒，除湿化瘀，选用麻黄细辛附子汤药酒加乌头汤药酒。

辨证为少阴阳虚、寒湿痹阻型，治宜温阳祛寒化湿，选用麻黄细辛附子汤加肾着汤药酒。

辨证为寒湿瘀互凝痹阻、营卫气血不通型，治宜温阳祛寒化湿，温通营血，选用麻黄细辛附子汤合桂枝芍药知母汤药酒、泽泻汤药酒。

3. 手法操作

将所选药酒 50～100mL 置于陶瓷碗内，点火使燃，医者以手蘸酒液在所选定的穴区或阿是穴（为多疼痛点麻木处）进行快速拍打，手法由轻渐重，直至火焰熄灭为止。如此反复进行，辅以捏揉手法，操作时应轻重适宜，轻而不浮，重而不滞。医者手蘸酒火应迅速拍打，才不致烧伤，每次一个部位拍打 30 分钟左右，每天 1 次，10 天为 1 个疗程。

本手法不是单纯的酒疗和火疗，亦不同于医用酒精为媒的隔物火疗法，选用的白酒是五谷之精华，又是作用于人体表面，无创伤无痛苦，是一种较为安全的自然疗法。

同时施术者注意掌握蘸火与拍打技巧，不要灼伤皮肤，对危重病证、出血证、热性病证、皮肤有瘙痒、溃烂者及孕妇等禁用。

此类药酒一律禁止内服！

二、经方在药艾烫灸疗法中的应用（经方药艾烫灸疗法）

灸法，古称灸焫，是以艾为主要施灸材料，点燃后在体表穴位或病变部烧灼、温熨，借其温热和药物熏灼刺激作用治疗疾病的方法，《素问·异法方宜论》："脏寒生满病，其治宜灸焫。"灸法有疏通气血、温散寒湿的功效，又有经济简便、易于操作等特点。

利用经方配方制作出艾条，治疗妇科病，是经方外治的又一种独特而有效的方法。我将用经方中药打末、加艾绒制成的艾条叫作"经方艾条"，用"经方艾条"施灸于穴位的这种灸法叫经方灸疗。

临床上对闭经、痛经腹痛、乳腺增生、子宫肌瘤的辨证治疗中，根据妇女常见的枢机不利、肝郁气滞、脾虚湿胜、瘀血阻络的不同病机特点，选用四逆散、当归芍药散、桂枝茯苓丸合方，制作出艾条，变内服为外用灸治，三方相合，全面兼顾，主症病机相应，疗效甚好。

《伤寒论》第318条："少阴病，四逆，其人或咳，或悸，或小便不利，或腹中痛，或泄利下重者，四逆散主之。四逆散方：甘草、枳实、柴胡、芍药各十分。"

证机要点：表里三焦气机结滞，阴阳气不相顺接。功能：清散郁火，破结通滞。

《金匮要略·妇人妊娠病脉证并治》："妇女怀妊，腹中㽲痛，当归芍药散主之。当归芍药散方：当归三两，芍药一斤，川芎半斤，白术四两，泽泻半斤，茯苓四两。"

证机要点：水盛而血虚、血瘀。功能：利水除饮，养血活血。

《金匮要略·妇人妊娠病脉证治》说："妇人宿有癥病，经断未及三月，而得漏下不止，胎动在脐上者，此为癥痼害。妊娠六月动者，前三月经水利时，胎也；下血者，断后三月衃也。所以血不止者，其癥不去故也，当下其癥，桂枝茯苓丸主之。桂枝茯苓丸方：桂枝、茯苓、赤芍、丹皮、桃仁各等分。"

证机要点：营卫不和，瘀饮与热互结。功能：调和营卫，祛瘀化饮，散结消癥，通脉活络。

1. 经方艾条配制方法

药物组成： 当归 20g，白芍 60g，川芎 40g，白术 30g，茯苓 30g，泽泻 40g，柴胡 30g，枳实 30g，甘草 30g，桂枝 30g，牡丹皮 30g，桃仁 30g，全虫 20g，精制艾绒 500g，夏枯草 60g。

制作方法：除艾绒外，先将上药置于锅内，微火烘脆，共碾细末，双丝罗筛过，掺入 500g 艾绒中，以手搓揉混合均匀，即成药艾 700g，另以药艾 150g，平铺于长 35cm、宽 25cm 的草纸上，将其卷成直径为 3.5cm、长约 21cm，如爆竹状的艾条，愈紧愈好，外以桑皮纸裹紧后，用胶水或鸡蛋清封口，两端留空纸 4cm，用手拧紧，即成灸用经方艾条 4 支，阴干贮存，勿令泄气，置于干燥处，以备应用。

诸药合用，既有辛香窜透、气味芬芳、耐燃走火、不落艾灰的特点，又有温通经络、调和气血、行气止痛、散结消癥的功能。

2. 手法操作

我施行火灸都是用桐油，这是旧时当地中医做火灸、爆灯火习用的一种传统方法，《本草纲目》论桐油："甘微辛，寒。"《日华子本草》论桐油："冷，微毒，敷恶疮疥及宣水肿。"外用治疥癣、臁疮、烫火伤、冻疮皲裂。桐油甘辛，可直接穿毛孔将药力透入人体，又可保护皮肤不受灼伤。

治疗时根据患者年龄，体质强弱不同，可分阳火与阴火。操作时，医者左手取一根经方艾条，蘸上桐油点燃后，伸出右手大拇指刮取过火火头直接点按在患处或穴位上，作用快、感应强的称为阳火（壮火）；另一种方法是用经方艾条点燃后，用自制的竹叶纸 6～7 层包裹，趁热按于患部或穴位，慢慢往复移动，如熨衣状，其作用渗透缓和而持久，为阴火（少火）。火灸有阳火，阴火的区别，又有少火、壮火的不同，要做到辨证选方，对症用火，因人施灸。

经方灸疗也是一种纯天然自然疗法，对人体一般不会产生不良反应，但施治时，注意避免灸灰脱落灼伤皮肤，灸后注意将艾火熄灭，嘱患者保暖，不能受风受寒，不要喝冷水、吃凉饭，如果不注意防寒保暖，就如同给药灸撤火，不利于疾病的治疗。对极度疲劳、过饥过饱、醉酒、女性经期及传染病高热、昏迷等病症要禁灸。

穴位原则上选取 3～6 个，每穴 5～10 分钟，总时长控制在 30～60

分钟，每天 1 次，10 次为 1 疗程。

三、经方在灯火灸疗中的应用（经方灯火灸疗）

经方用于灯火灸，与传统灯火疗不同的是，通过六经方证病机辨证，选用对证经方加工成粉剂，和灯心草一起泡在植物油里，治疗时可分明灯火和印灯火。

明灯火又称爆灸法，取药物浸过的灯心草一根（约 10cm 长），点燃后以灵动而快捷的速度，对准所选穴法，直接点触于穴位上爆灸，一触即离去，并听到爆响的"啪"之声，即告成功，此称为一壮。本法灸后局部皮肤稍微灼伤，偶然可引小水疱，3 ～ 4 天后水疱自然吸收而消失。

印灯火又称"阴灯火"，是医者将点燃的灯心草烧在自己的拇指腹上，迅速在选定的穴位上熨灼之，如此反复 3 ～ 5 次即可，通常多用于小儿。

灯火灸疗法是通过灯火之热的刺激，热力深透肌肤，有温通经络、行气祛湿、通痹止痛的作用，合以经方，药灸并用，临床可治疗寒凝血滞、经络痹阻引导起的各种病症，如风寒湿痹、痛经、闭经、寒疝、腹痛等症。

注意事项：面部及五官区域，大血管及重要器官，黏膜附近不宜。取穴宜少，多用印灯火灸法，不提倡明火爆灸，明火爆灸后虽无瘢痕等后遗症，但灸后局部如出现轻微的火灼焦点，应保持局部清洁，涂以普通消炎膏预防感染。

第三节 医 案

医案一：头痛颈痛下肢麻 火酒疗法疗效佳

李某，男，46 岁。2015 年 5 月 16 日初诊。

主诉：头痛、颈痛伴双下肢酸沉乏力 3 年余，加重半月。

病史：3 年前患者因外伤导致颈椎多个椎间盘脱出，胸以下麻木无知觉，因拒绝手术，住院经牵引、针灸、理疗等多种治疗措施后麻木减轻，部分知觉恢复，但从此以后出现两肩沉痛，双下肢酸沉，足底发麻无力，不时头晕，头部昏蒙，颈部僵硬痛不适，两肩冷痛，每到阴雨天加剧，颈肩部无汗，自感有汗时轻松许多，已不能正常工作。近两周来，头晕、头痛、颈痛伴双下肢酸沉无力加重、轻度麻木，颈部不能转侧，动辄加重，经用各种疗法，其效不佳，请求打火酒治疗。

刻诊：精神差，头颈及两肩部痛，颈部僵硬不适，双下肢酸沉无力，足底麻木，少气懒言，无汗，纳差，二便调，舌质暗，舌苔白腻水滑，脉细弱，尺脉沉。

血压 140/80mmHg，心率 80 次 / 分，MRI 示：C_3/C_4 椎间盘突出，C_5/C_6 椎间盘突出显著，对应水平脊髓受压。TCD 示：脑动脉硬化伴右颈内和左椎动脉供血不足。

中医诊断：痹证（脊髓型颈椎病）。

六经（病）辨证：太阳少阴合病，兼瘀阻络。

病机：阴虚寒凝，湿瘀互阻。

治疗：经方火酒疗法，选麻黄细辛附子汤药酒。

手法：取原酒液 100mL，患者取坐位暴露颈背和肩部，按经方火酒疗法的手法拍打，辅以捏揉，以局部皮肤潮红出汗为度，每次 30 分钟，每天 1 次，10 天 1 疗程。

治疗思路：本案患者因外伤致颈部椎间盘突出，局部颈脉络道气血瘀阻，经气受损，湿邪内生，寒湿留着于筋脉、骨节、肌肉，与瘀血互阻而致诸症。证属太阳少阴合病，阳虚寒凝兼夹湿瘀，治宜温阳祛寒，化瘀舒经，选用麻黄细辛附子汤，祛寒逐湿化饮。

二诊：患者诉治疗一次就觉得颈部轻松许多，1 个疗程后，头晕、头痛、双下肢酸沉减轻，仍乏力，舌暗，苔白略腻，脉弱，尺不足。

六经（病）辨证：太阳少阴合病，兼瘀。

病机：阴虚寒凝血瘀。

治疗：经方火酒疗法，选麻黄细辛附子汤药酒加土鳖虫、生姜。

手法：取麻黄细辛附子汤酒 60mL 加土鳖虫粉 5g，鲜生姜 5 片，反复搅匀取汁外用，手法同上，每次 30 分钟，每天 1 次，十天 1 疗程。

治疗思路： 加土元意在加强逐瘀通脉、续筋正骨之力，《本草纲目》说"土元行产后血积，折伤瘀血……"加生姜即能解附子、细辛之毒，又能散水气，加强温阳祛饮之力。

三诊： 患者诉，头晕颈痛明显减轻，背部已有汗，颈部活动自如，双下肢酸沉已基本消失，患者很高兴，对打火酒疗效感到惊奇。

治疗思路： 经方火酒疗法实际上是一种综合疗法，利用对证经方之药效、酒的辛温之性，火的热灼之力，火夹药势、酒势，药借酒力、火力，零距离直接作用所选穴位、经络，瞬间激发经脉之气，加上拍打、捏揉手法的柔韧劲力共同作用，可有效起到温阳散寒、除湿化瘀、经脉舒通的作用。

医案二：腰骶酸痛下肢凉　经方火酒取效彰

王某、男、39岁、2018年4月6日初诊。

主诉： 腰骶部疼痛，伴右下肢麻疼半月余。

病史： 两周前，因劳累突感腰骶部重坠凉痛，逐渐加重，并伴右臀部及下肢疼痛，夜晚加重，不能转侧翻身，行走有腿短的感觉，去一家诊所按摩推拿一周，服用一些活血化瘀、抗炎止痛药物，不见好转，并出现右侧下肢疼痛麻木，走路困难，请求火酒治疗。

刻诊： 腰及骶髂关节处酸沉，疼痛放射至右侧腿外侧，伴麻木不适，夜间加重，翻身困难，遇寒加重，无汗，纳差，多因夜间痛而不能入睡，舌质暗，舌体胖大，苔白厚腻，脉沉。

血压 130/70mmHg，心率 80 次 / 分，MRI 示：C_4/C_5、C_5/S_1 椎间盘突出。

中医诊断： 腰痛。

六经（病）辨证： 少阴病，兼湿瘀。

病机： 少阴阳虚，寒湿痹阻。

治疗： 经方火酒疗法，选用麻黄细辛附子汤。

手法： 操作方法同上，治疗以腰及右臀为主，拍打腰臀部要重些，下肢轻些，辅以捏揉，以皮肤潮红或出汗为宜，每次30分钟，每天1次，10

天 1 疗程。

治疗思路：该案为过劳伤阳，少阴阳虚，阳气痹阻，寒湿留于腰部经络肌肉，导致的腰及腰以下，包括臀和腿部冷痛及麻木。故以麻黄细辛附子汤温经扶阳，通达内外，加之火酒热通透达，手法拍打，活血舒筋，通络散寒。

二诊：患者说，经一个疗程火酒治疗，腰臀及下肢痛麻木已明显减轻，但腰仍有沉重感，下肢沉困无力，舌质稍暗，舌体胖，苔白厚水滑，脉沉。

中医诊断：腰痛。

六经（病）辨证：少阴病，兼湿。

病机：少阴阳虚，寒湿痹阻于腰间。

治疗：经方火酒疗法，选用麻黄细辛附子汤合肾着汤。

手法：取麻黄细辛附子汤与肾着汤药酒各 50mL，混合搅匀后施用，方法操作及疗程同上。

治疗思路：一诊后疼痛症状有所减轻，合以肾着汤，温通祛寒，化湿除痹。

《金匮要略·五脏风寒积聚病脉证并治》第 16 条说："肾着之病，其人身体重，腰中冷，如坐水中，形如水状，反不渴，小便自利，饮食如故，病属下焦，身劳汗出，衣里冷湿，久久得之，腰以下冷痛，腹重如带五千钱，甘姜苓术汤主之。"毛进军老师临证常用肾着汤治疗因寒湿留滞痹阻于腰部经络肌肉所致的腰及胯、下肢的冷痛、身体沉重等，疗效很好。他认为，所谓肾着，就是肾为寒湿所伤，留滞不行，症状偏重在腰。肾着汤方中的药，实际上是主治太阴中焦寒湿的。肾属于少阴，腰为肾之外府，所谓"着"，就是腰府被寒湿之邪痹着，就会出现腰及腰以下冷痛为主的病症。他要求我们用这个方子一定要注意方中药的配比，干姜、茯苓与甘草、白术的比例是 2:1。

麻黄细辛附子汤与肾着汤经方相合，方证相应，药酒、手法并重，外治效果极佳。

三诊：患者诉，打火酒非常有效，无痛苦，每次治后就感到全身轻松，症状减轻许多。3 个疗程而愈。

医案三：乳房胀痛证缠绵　灯火灸疗可解难

张某，女，36岁，教师，2016年5月26日初诊。

主诉：双侧乳房胀痛3年余，加重1周。

病史：患者诉月经期双乳房胀痛3年，每次经前两周开始感觉乳房胀痛，甚至不能触摸，伴有下腹部疼痛不适。曾在省级医院就诊，经钼靶等检查，中医诊断为乳腺增生，服乳癖消、逍遥丸等中成药后症状有所缓解。平时脾气不好，易激怒，易生闷气，本次是1周前工作矛盾所诱发。

刻诊：患者乳房胀痛，有时刺痛，连及两侧腋下，伴有心烦、腹胀、不思饮食，近期白带较多，腰膝发凉，眠差，二便可，舌暗，舌苔薄黄水滑，脉弦细。

辅助检查，双侧乳房可触及多个大小不等、圆形质韧的结节样肿块，边界清楚，推之移动，压痛（＋），以右乳上限较为明显，可扪及约2cm×2cm之片状结块，双液下淋巴无异常。

乳腺彩超示：双乳腺增生，腺体层增厚，结构紊乱，可见片状回声低区，余未见明显异常。

中医诊断：乳癖（乳腺增生症）。

六经（病）辨证：少阳阳明少阴合病，夹郁、湿、痰、饮。

病机：肝郁气滞，痰瘀互结，冲任失调。

治疗：经治疗艾烫灸疗法。经方艾条选用：四逆散、桂枝茯苓丸、当归芍药散加夏枯草、全虫所制。

手法：取穴：膻中，乳根，屋翳，膺窗，阳陵泉，足三里，太冲、阿是穴。

1.阳火法，先取一根经方艾条，蘸上桐油点燃，医者伸出大拇指刮去过火火头，点压屋翳、膺窗、阳陵泉、足三里、太冲，每穴2～3遍。

2.阴火法，先取一根经方艾条，蘸上桐油，点燃一端，用自制的竹叶纸6～7层包裹，医者用右手持艾条，左手固定部位，趁热按于乳房周围的肿块上，重复缓慢移动，如熨衣状，持续约3～5分钟，使热力直达皮肤而产生效应。如热力不及或热力消失，则另换一支，交替熨作，令热力持续达皮肤腠理，则效果佳。每次 10～20 分钟，以局部灼热、潮红或微出汗为度，治毕将艾条插入灭灸器内，以免发生火灾，每天 1 次，10 次为 1 个疗程。

二诊：适时月经来潮，患者诉月经前期及时经期双侧乳房肿疼明显减轻，自觉两侧乳房肿块减小，睡眠好转，但仍腹胀、食欲不振、腰背发凉不适，检查：在背部肝俞、胆俞区触摸及条索和颗粒状物，压痛明显，舌稍暗，舌苔薄黄水滑，脉弦细。

六经（病）辨证：少阳少阴合病，夹郁、瘀、饮。

病机：肝郁气滞，血瘀痰凝。

治疗：阳火法，在背部肝俞、胆俞穴区触及条索或颗粒状物，施以反复点灸，点压时间要长，使药火渗透达里为佳，乳房局部仍用阴火熨灸，方法同上。

治疗思路：乳腺增生是女性最常见的一种非炎症性乳房病，属于中医"乳癖"的范畴，肝郁气滞、脾虚湿阻、冲任失调是乳癖的主要病机，本案患者就是气郁证，气机不能畅行，气血逆乱，气不行津，凝聚成痰饮，上则房痰浊凝结乳而发病，下则发为带下、气滞腹胀、局部血瘀刺痛，痛有定处。

取穴：膻中、乳根、屋翳、膺窗可疏通足阳明胃经及局部气血，化痰祛瘀散结。膻中为气之会穴，可理气解郁；阳陵泉为足少阳胆经之合穴，太冲为足厥阴肝经之原穴，故可疏肝、泻肝、疏解郁滞；足三里为足阳明胃经之合穴，可调节阳明、疏通乳络；肝俞穴有调畅肝气之功；在阿是穴乳房局部肿块处行熨灸之法，可活血化瘀，疏通乳络；在背部肝俞、胆俞穴区触及条索或颗粒状物处施以重灸，以通经活络、松解筋结。以上诸穴相配，局部与循经取穴相结合，共奏疏肝理气、化痰祛瘀、疏通乳络之功。

当归芍药散是治妇人腹中诸疾痛，具有养血和血、健脾除湿之功；四逆散为肝胃气滞、阳郁致厥而设，可疏肝理气、透达郁阳；桂枝茯苓丸是治疗妇人宿有癥病的要方，也是现在治疗妇科癥瘕积聚最常用方剂，具有消瘀化癥之效。

《本经》说夏枯草："味苦辛，主寒热瘰疬……破癥……"加之意在加强解郁散结之力；加全虫取其解毒散结、通络止痛，《玉楸药解》说全虫能"穿筋透骨，逐湿除风"。

三诊：乳房胀痛消失，食可，眠安，心情舒畅，查乳腺彩超示：双侧乳腺未见明显异常。

治疗思路：该案为经方内服药物外用之法，可操作性强。经方三方合用，与患者之病机甚为契合。制作经方艾条外用，即有灸的热力，温经通络、行气止痛，又有药物透达通里、疏肝利湿、消瘀散结的双重效应，故效果良好。

医案四：药物难疗痛经证　经方火灸辟蹊径

李某，女，23岁，学生，2018年5月16日初诊。

主诉：经来腹痛2年。

病史：患者平素精神不振，经行腹痛2年，每次月经来潮前2日就出现绵绵腹痛，遇寒冷时加重，得热痛减。曾去医院彩超示：①子宫内膜增厚；②右附件区囊性回声；③盆腔积液。服用过中西药物，经多方治疗无明显疗效。此次是行经前2日受凉引发剧痛而就诊。

刻诊：患者面色苍白，精神倦怠，手足及四肢发冷，腰背酸痛，腹部喜暖喜按，经量多色淡，质清稀，舌暗，舌质胖大，边有齿痕，苔白腻，脉沉细。

中医诊断：痛经。

六经（病）辨证：太阴少阴合病，夹瘀血，水饮。

病机：真阳亏虚，寒湿凝滞。

治疗：灯火灸疗法。选方四逆汤：附子30g，干姜10g，炙甘草10g。将上三味加工成极细末，和数根灯心草用植物油适量浸泡备用。

手法：选穴：关元，中极，带脉，三阴交。用明灯火爆灸治之，每穴5～7壮，治疗20分钟，疼痛逐渐缓解。连灸3日，症状消失。嘱其每次来经前3日即行灸治，直到经后3日，每次灸治20分钟，持续3个月经周期，其病即愈，后经随访，未再复发。

治疗思路：《伤寒论》第323条："少阴病，脉沉者，急温之，宜四逆汤。"四逆汤方中只有三味药，核心病机为真阳亏虚，或虚衰而阴寒（饮）盛。功能：回阳救逆，温通血脉。本案患者精神倦怠，手足四肢发冷，全身阴阳、营血不通，又有里虚寒证，正符合四逆汤病机。变汤药内服为外灸治，通阳行气、温化寒饮、活血通脉，疗效很明显。

灼灸所取关元、中极穴皆为任脉经穴，可通调冲任之气、温经散寒、暖下焦而养冲任；三阴交为足三阴之交会穴，能健脾益气、调补肝肾；带脉健脾利湿、调经止带。药力、穴性加火灸，共奏温阳通脉散寒、通络止痛的作用。

清代外治大师吴师机在其著作《理瀹骈文》中说："外治之理即内治之理，外治之药亦即内治之药，所异者法耳。"外治的道理和用药与内治是一样的，只不过用药方法不同而已，无论经方配制成药酒，打火酒外用，及经方灸疗或经方灯火外治，都是经方变内服为外用，临床上同样只要抓准病机，精选配方，运用六经（病）辨证，使方证相应，确能起到意想不到的效果。

经方用于火灸、药灸并用，也有效地扩大了经方的适应证和治疗范围，特点为简、廉、效，易学易用，使用安全，副作用少，患者乐于接受。这些经方作用特点，明显优于目前流行的传统火疗，如太乙神针和雷火神针等，值得努力挖掘。所以我们应复兴中医古传统疗法，造福于民。

第八章

经方针灸正骨联　辨治杂病组合拳

编者按： 本章为刘宁主治中医师所作，介绍了经方与针灸、正骨手法相结合辨治内伤杂病的优势，三种方法联合、相辅相成，互相协同，增强疗效，对顽固性痛症、不寐等疗效明显，是一大特色。

刘宁简介： 主治中医师，就职于驻马店康宁中医馆，驻马店市仲景医学学会理事。世界中医药学会联合会古代经典名方临床研究专业委员会常务理事。曾师从中华医学会疼痛学分会主任委员王福根教授学习软组织疼痛的治疗与康复。擅长运用经方、银质针、针灸、小针刀和正骨手法辨治痛证及内伤疑难杂病。

第一节 经方结合针灸、手法辨治不寐的思考与方法

一、认识失眠症（不寐）

西医学认为，失眠症是尽管有适当的睡眠机会和睡眠环境，仍然对睡眠时间和（或）睡眠质量不满意，且影响日间学习和生活等社会功能的一种睡眠障碍（主观体验）。据中华医学会的资料表明，中国约有 3 亿成年人有失眠这一睡眠障碍，其中女性多于男性，脑力劳动者多于体力劳动者。失眠症分为短期、慢性或其他失眠。因为多数睡眠障碍患者有心因性因素，所以治愈难度较大。

中医学称失眠为不寐、寐不安、不得卧、目不瞑等，认为不寐多是由阴阳营卫失和、气血逆乱、脏腑功能失调而引起阳不入阴所导致。《黄帝内经》将不寐的病机责之于卫气的运行，《灵枢·口问》云："卫气昼日行于阳，夜半则行于阴。阴者主夜，夜者卧。阳者主上，阴者主下。故阴气积于下，阳气未尽，阳引而上，阴引而下，阴阳相引，故数欠。阳气尽，阴气盛，则目瞑；阴气尽而阳气盛，则寤矣。"可见不寐的核心病机在于阳不入阴。它同时也可以伴随很多其他病证，但患者来就诊时往往首先向我们诉说的所苦所急的症状是失眠。

万病皆归于阴阳不调，皆不出营卫失和，不寐亦是如此。在治疗方面，通过中医经方来辨治不寐具有独特优势。六经之病皆可使阴阳失调，阳不入阴。用药方面，依据六经辨治，药简效宏。

二、《伤寒论》《金匮要略》辨治不寐的重要条文

张仲景所著的《伤寒杂病论》中的很多方剂都可以来治疗不寐。如《伤寒论》第 76 条："发汗吐下后，虚烦不得眠，若剧者，必反复颠倒，心中懊憹，栀子豉汤主之。"该条方证病机在于胃津虚，阳明热郁扰胸膈和心

神，栀子豉汤可清热除烦、祛痰湿，使眠得安。

《伤寒论》第107条："伤寒八九日，下之，胸满烦惊，小便不利，谵语，一身尽重，不可转侧者，柴胡加龙骨牡蛎汤主之。"该条方证病机关键在于三焦不利，阴阳转化的大道被痰瘀阻滞而不通，柴胡加龙骨牡蛎汤功在清热除结，降逆化饮，疏通气机，养胃补津，解肌发表，使三焦畅达则睡眠自安。

《金匮要略·血痹虚劳病脉证并治》云："虚劳虚烦不得眠，酸枣仁汤主之。"该条方证病机在于阴血虚而致阳不入阴。酸枣仁是收敛的强壮药，尤其强壮神经和安神，更是治疗失眠的良药。

《金匮要略·妇人杂病脉证并治》云："妇人病，饮食如故，烦热不得卧，而反倚息者，何也？师曰：此名转胞不得溺也，以胞系了戾，故致此病，但利小便则愈，宜肾气丸主之。"该条方证核心病机在于肾阳不足，机能沉衰，肾气丸功在恢复人体的机能，使气血充足则眠自安。还有诸多方剂皆可治失眠，只有辨证准确，才能效果显著，这里就不再赘述。

三、针灸、正骨外治方法辨治失眠症

中医传统疗法针灸、正骨等外治方法在治疗失眠方面也具有独到的优势，如在北京针灸名家丛书《金针大师·王乐亭》一书中，王乐亭大师所创立的"安神定志法"针刺组方：神庭、本神、中脘、气海、天枢、神门、三阴交。功能：滋阴益气，交通心肾，镇惊定志，和中安神。适应证为因惊恐所致不寐、惊悸、神志不宁。加减法为：肝气郁滞者加内关；肝肾阴虚者加太溪；肝阳上亢者加太冲。

现代医家王俊宏老师在《针灸世家笔谈》中也写到，采用主穴：合谷、太冲；辅穴：神门、印堂。再结合辨证配穴选用劳宫、少府、中冲、阳陵泉等穴位中的一个或两个来调治失眠，效果亦十分显著。

中医大家周楣声先生在所著的《灸绳》一书中，也有单独灸足三里穴或心俞穴治疗失眠的成功案例。

著名的中医骨伤专家钟士元所著的《脊柱相关疾病治疗学》一书中指出："上段颈椎、颈胸椎交界处及胸椎错位均可影响睡眠。"在施以手法矫正后，睡眠均可得到良好的改善。

我在临床中，常通过辨证论治采取经方与针灸、正骨等相结合的方法来治疗失眠症，效果相得益彰。

▰▰▰ 第二节 经方结合针灸、手法辨治颈肩背痛 ▰▰▰

国际疼痛研究学会（ISAP）对疼痛的定义是：与明确的或潜在的组织损伤有关的不适感觉和情感经历。也就是说疼痛不仅会给患者的躯体带来不适，还会引起情感和心理的变化。而其中颈腰背痛是临床中最常见的病症之一，无论是中医还是西医，对痛证的治疗都非常重视。

颈腰背痛为痛证中最常见的病证，中医称之为痹证。

痹证是由于人体正气不足，卫外不固，感受风寒湿热等外邪，致使经络痹阻不通，气血运行不畅，引起的以肌肉、筋骨、关节疼痛或酸痛、酸胀、麻木、重着、屈伸不利，甚或关节肿大、灼热等为主症的一类病症。临床上有渐进性或反复发作性的特点。究其产生的机理，不外两个方面，一是实邪阻滞，经络不畅，气血不通，即所谓"不通则痛"；一是正气不足，脏腑经脉失养，即所谓"不荣则痛"。在治疗上多以祛风除湿、养血活血、平调脏腑等治法为主，经方医学辨治就是要注重辨六经方证，细察病机，随证机而治之。

一、《伤寒杂病论》有关痹证的论述

《伤寒论》有关痹证的论述和证治很多，如第 1 条："太阳之为病，脉浮，头项强痛而恶寒。"《金匮要略·痉湿暍病脉证治》第 20 条"湿家，身烦疼，可与麻黄加术汤"等，多指痹证的阳证，也即是太阳病。而在表的阴证，即少阴病，也很多见，如《伤寒论》第 174 条："伤寒八九日，风湿相搏，身体疼烦，不能自转侧，不呕，不渴，脉浮虚而涩者，桂枝附子汤主之。"；第 316 条"少阴病，二三日不已，至四五日，腹痛，小便不利，

四肢沉重疼痛，自下利者……真武汤主之"。

从病位来看，痹证多见于表，从六经（病）辨证来论，多属太阳和少阴。但也有不少见于太阳阳明合病者，如《金匮要略·疟病脉证并治》："温疟者，其脉如平，身无寒但热，骨节烦疼，时呕，白虎加桂枝汤主之。"也有见于太阳少阳合病者，如《伤寒论》第146条："伤寒六七日，发热，微恶寒，支节烦疼，微呕，心下支结，外证未去者，柴胡加桂枝汤主之。"因此，六经病皆可致痹痛，而在辨治痹证时，只有"观其脉证，知犯何逆，随证治之"，方能取得良效。

二、有关中医伤科手法治疗的简述

颈腰背痛多涉及筋和骨的概念。中医伤科认为此类病症大多是由"骨错缝、筋出槽"引起的，这六个字阐明了骨与筋在受伤后的病机变化。《难经》有"四伤于筋，五伤于骨"之说，这就是说筋骨相近、伤筋必及骨、伤骨必损筋的互害观念，所以筋骨并治非常重要。

唐代《仙授理伤续断秘方》中记载："凡左右损处，只相度骨缝，仔细捻捺忖度，便见大概。"这里不仅出现"骨缝"一词，而且还提示了损伤后注意对骨缝的检查，也是对关节处的脱位、半脱位和错缝的区别检查。

清代在骨伤科的各种论著中，对"骨错缝、筋出槽"学说更为详尽，并且还提出了各种治疗手法。如《医宗金鉴·正骨心法要诀》中的"或跌仆闪失，以致骨缝开错，气血郁滞，为肿为痛"，又说"或有骨节间微有错落不合缝者"，这里不仅提示了骨错缝的原因，而且还将开错和微错做了程度上的区别。同时提出"手法者，正骨之首务"，强调了手法纠正"骨错缝、筋出槽"是治疗骨伤科病症的四大方法之首，适用于骨伤科各种疾病，其中也包括了对颈腰背痛的手法治疗。

三、西医学对颈腰背痛治疗的简述

西医学随着解剖学、影像学、软组织外科学、脊柱相关疾病治疗学等相关学科的发展，对颈腰背痛有了更为全面的认识。中华医学会疼痛学分会主任委员王福根教授在他编著的《Pain 脊柱关节整复手法治疗软组织痛》一书中写道："人体发病率颇高的颈腰背痛病大多由软组织损害所引起，病变处软组织会产生损伤性无菌性炎症，继而引起相应部位的肌肉筋膜与脊柱关节移位等系列变化，形成慢性疼痛。"此定义涵盖了致痛的两个因素：一是病变处软组织的损伤性无菌性炎症；二是肌肉筋膜与脊柱关节移位所引起的肌肉痉挛，以及对神经的激惹等病理变化。我们在临床中常采取正骨手法使移位的关节筋膜复位，重建脊柱平衡，以达到"骨正筋柔"、气血通畅的效果。同时可以配合针刀松解或强刺激推拿手法，消除病变组织存在的无菌性炎症。

强刺激推拿手法是软组织外科学鼻祖宣蛰人教授所创的，虽名为"强刺激"，但实际操作中并不使用蛮力和重力，是强调用一种适力、持久、均匀、柔和而深透的力道，随着手法的减缓深入，意到力到，渗透至肌肉深层以达到消除病变组织无菌性炎症的效果。此手法重在治疗病变肌肉的起始两端，就好比想要使一个拉紧的橡皮条放松，只需松两端一样，效果立竿见影。

综上所述，在临床中据证灵活运用经方、手法，或二者相结合的方法来治疗颈腰背痛，往往能缩短疗程，提高疗效。

<hr>

第三节　医　案

医案一：失眠伴有腹胀满　针药并用解疑难

李某，女，51 岁。2021 年 2 月 10 日初诊。

主诉：失眠伴腹胀 20 余天。

病史：患者近期因儿子婚姻等家庭琐事而心烦，后出现失眠症状，同时伴有上腹部胀满、打嗝、反酸、烧心等不适症状，并逐渐加重，经服奥美拉唑、吗丁啉和阿普唑仑片等西药后稍有缓解，但不能停药，停药即加重，难以治愈，严重影响生活质量，遂来就诊。

刻诊： 体态偏胖，睡眠时间缩短（每晚大约 3～4 小时），早醒。上腹部胀满、打嗝、反酸、烧心，晨起有口苦，口中黏而无味，无口干口渴，稍怕冷，不发热，常有头痛，食欲可，但常有饭后胀满感，自诉消化不好，大便溏且黏滞。舌体胖大，中后部厚腻而黄，舌尖红，舌前部有瘀点。脉弦，寸关稍浮、尺沉。

六经脉证辨析： 怕冷，头痛，寸脉稍浮，辨为太阳中风。

晨起口苦，口中黏而无味，脉弦，舌尖红，舌前部红有瘀点，频繁打嗝，辨为少阳病，上焦气郁，郁火上扰。

体态偏胖，腹胀满，频繁打嗝，口中黏而无味，大便溏，舌体胖大，中后部舌苔厚腻，辨为太阴病，胃虚停饮，气夹饮逆。

腹胀满，大便黏腻，舌体胖大，中后部舌苔厚腻而黄，辨为厥阴病，寒饮郁久化热，水热互结痞结于中焦。

眠差，睡眠时间缩短，早醒，辨为寒饮化热上扰神明，阳不入阴，属少阴伤营。

中医诊断： 不寐。

六经（病）辨证： 太阳少阳太阴少阴合病，属厥阴。

核心病机： 营卫不和，中焦胃虚而水热互结，三焦不利。

治疗：

1.黄连汤加味：黄连 15g，桂枝 10g，肉桂 5g，清半夏 20g，干姜 15g，炙甘草 15g，枳壳 15g，郁金 15g，大枣 6 枚（擘）。

7 剂，日 1 剂，水煎分两次温服。嘱：调畅情志，忌饱食，忌辛辣油腻刺激、寒凉之食，忌熬夜。

2.针法辨证：肝郁气滞，脾胃不和。治法：疏肝解郁，健脾和胃。

处方：中脘、天枢、内关、足三里、章门。手法：均用泻法。

治疗思路： 该患者为痞证。失眠病因起源于家庭琐事而引起的气机不畅，加之体态偏胖、饮食不节，故而造成寒热互结于中焦，郁久化热，同时存在有表证头痛。主方选黄连汤。《伤寒论》第 173 条："伤寒，胸中有热，胃中有邪气，腹中痛，欲呕吐者，黄连汤主之。"该方证病机为：水热痞结于中焦，三焦不利，上热下寒，表虚。治疗功能：清热解表，和胃补津，旁流气机，降饮化逆。方中桂枝、肉桂同用，肉桂与黄连对应，含交泰丸之意，上可清心火，下可温肾阳，使心肾相交，则眠可安。加枳壳有加强通畅中焦气机之功，《本经》论枳壳可"除寒热结"，此即除三焦气结。加郁金意在增强解郁除烦之功，清·汪昂在《本草备要》论郁金能"行气，解郁，泄血，破瘀。凉心热，散肝郁"。在跟师毛进军教授期间，毛教授也常讲郁金为行气解郁消瘀之良药。

因为患者失眠较顽固，为加强疗效，配以针刺治疗。中脘穴属任脉，天枢穴属足阳明胃经，足三里属足阳明胃经，三穴皆有益胃气、通畅三焦气机之功。古语云："胃不和则卧不安。"补益胃气、通畅三焦可助安神。内关穴属手厥阴心包经，养心安神而治疗失眠。章门穴属足厥阴肝经，有较强的疏肝解郁、健脾和胃之功，可助安神。

二诊：针药并用之后诸症好转，睡眠时间可达 6 个小时左右。已不再打嗝，反酸，仍有烧心，左侧心下烧灼感较明显，食欲可，汗出正常，头已不再疼痛，口中黏腻感消失，晨起仍口苦。二便正常。舌尖略红，舌苔仅有后部稍厚微黄，脉弦细，尺略沉。

六经脉证辨析：反酸、烧心，左侧剑突下烧灼感明显，辨为阳明病。

晨起口苦，脉弦细辨为少阳病。

舌胖大，舌体根部仍有腻苔微黄，辨为太阴病，郁久化热，阳不化阴。

六经（病）辨证：少阳阳明太阴合病属少阳。

核心病机：胃虚而三焦气机不利。

治疗：

1. 大阴旦汤合橘枳姜汤加肉桂：柴胡 40g，党参 15g，黄芩 15g，清半夏 30g，炙甘草 15g，白芍 15g，大枣 6 枚（擘），生姜 15g（切片），肉桂 10g（后下）。

7 剂，日 1 剂，水煎分两次温服。医嘱同一诊。

2. 继续行针刺治疗，方法同一诊。

治疗思路：患者舌脉症已明显改善，病势已由阴转阳，仅有舌根苔略黄而腻。因此，选用大阴旦汤合橘枳姜汤重在调畅气机的同时加肉桂以固其阳、扶其正。《辅行诀》云："大阴旦汤，治凡病头目眩晕，咽中干，每喜干呕，食不下，心中烦满，胸胁支痛，往来寒热方。"大阴旦汤为小柴胡汤加芍药，不仅能调和枢机，通畅三焦，而且养胃气、输布津液以和营血，以助阳入于阴。《金匮要略·胸痹心痛短气病脉证并治》第6条:"胸痹,胸中气塞,短气,茯苓杏仁甘草汤主之,橘枳姜汤亦主之。"橘枳姜汤功能为除痞结、通气滞、降浊逆,可助三焦通畅,以助阳入于阴。

三诊: 诸症消失,嘱停药,放松心情,注意饮食,加强锻炼。后回访,患者情况稳定,未再复发。

医案二:颈部疼痛伴失眠 汤方正骨效明显

张某,男,40岁。2021年4月15日初诊。

主诉: 颈部强硬疼痛伴失眠2个月余。

病史: 2个月来,工作紧张和压力等原因导致颈部强硬疼痛,睡眠障碍,主要表现为入睡困难,梦多,早醒,晨起特别乏力,近几天来逐渐加重,彻夜难眠,十分痛苦,故前来就诊。

刻诊: 有颈椎病史,常感颈部强硬、转动不利,伴有疼痛。入睡困难,睡眠浅,易惊醒,早醒,彻夜难眠,胸满闷,后背易汗出而黏,口苦,口干,心烦,纳可,大便稍干,小便可。舌体胖大,边有齿痕,舌尖红,舌前部苔少有裂纹,中后部苔厚黄腻,脉弦细,寸脉稍浮,关尺沉。

六经脉证辨析: 颈椎病,颈部僵硬扭转不利,偶尔伴有疼痛,后背易汗出,寸脉稍浮,辨为太阳病。

口苦,胸满闷,心烦,易惊醒,舌尖红,脉弦细,辨为少阳病,郁热上扰心神。

口干,心烦,入睡困难,大便稍干,舌前部有裂纹,舌中后部苔腻而黄,辨为阳明病,营卫不和,郁热伤津,下焦热结。

胸满闷,舌胖大边有齿痕,关尺沉,辨为太阴病,气夹饮逆。

中医诊断: 痹证(颈椎病),不寐。

核心病机: 三焦气机郁滞化热,上扰心神。

六经(病)辨证: 太阳少阳阳明太阴合病。

治疗:

1.柴胡加龙骨牡蛎汤:柴胡30g,黄芩15g,党参15g,清半夏20g,

桂枝 15g，茯苓 20g，生磁石 30g，生龙骨 30g，生牡蛎 30g，大黄 3g（后下），大枣 6 枚（擘），生姜 20g（切片）。

10 剂，日 1 剂，水煎，于中午饭后半小时和晚上睡前温服。嘱：调整心态，作息规律，加强运动，忌辛辣刺激饮食。

2. 手法正骨：患者诉有颈椎病，触诊结合颈椎 DR 片判断第 2、3 颈椎棘突向左偏歪，采用坐位定点旋转复位法，对其偏歪的椎体进行矫正，患者当即感到头脑清醒，颈椎活动度增大。

治疗思路：《伤寒论》第 107 条："伤寒八九日，下之，胸满烦惊，小便不利，谵语，一身尽重，不可转侧者，柴胡加龙骨牡蛎汤主之。"该患者因工作紧张和压力过度致使三焦气机不畅，水饮郁滞化热，上扰心神，正切合该方证病机。而且患者在失眠的同时还有颈部强硬、转动不利的症状，符合柴胡加龙骨牡蛎汤证"不可转侧"证候特征，所以选方柴胡加龙骨牡蛎汤疏利表里三焦气机，镇心安神。

二诊：患者症状已基本消失，表示想停药，仅通过手法正骨治疗。便单纯采取每周 1～2 次正骨治疗，10 次正骨之后，颈椎病诸症已明显改善。嘱其平时多注意颈部的防寒保暖，少低头，调整心态，适度运动。后电话随访，患者情况一直比较稳定。

治疗思路：该患者失眠症原因为脊柱相关性疾病，因颈椎第 2、3 节的微错缝，造成神经的卡压、肌肉的痉挛，使脑供血不足，不仅可以引起头痛、头晕、眼睛干涩等，也会引起失眠症状。因此，经方结合正骨能在治疗顽固性失眠中发挥很大优势。

医案三：失眠消渴证复杂　对证汤方和灸法

刘某，男，72 岁。2020 年 10 月 16 日初诊。

主诉：糖尿病 5 年，伴失眠半年。

病史：患者曾长期睡眠不好，近半年症状加重，一直口服阿普唑仑片，有时一晚最多可服 4 片。五年前发现有糖尿病，口服二甲双胍、消渴丸等，服药不规范，血糖忽高忽低，症状改善不明显，故来就诊。

刻诊：睡眠极差，入睡困难，入睡后还多梦，乏力，心情郁闷，易急躁，左侧颈椎和肩部麻木酸痛。怕热不怕冷，手足心常年发热，睡眠时常伸到被子外。左眼视力下降。多食，口渴多饮，无口苦，大便偏稀，气味臭秽，每天2～3次，小便急而频数，无尿痛。舌体胖大水滑，舌苔中后部略厚不黄，脉沉细弱，稍数。空腹血糖18.7mmol/L。血压正常。

六经脉证辨析：眠差，多梦，乏力，小便急而频数，左侧颈椎及肩膀麻木疼痛，舌体胖大水滑，脉沉细，辨为少阴病，少阴表证，阳不入阴，机能沉衰。

大便偏稀，气味臭秽，舌体胖大水滑，中后部苔略厚，脉沉，辨为太阴病，胃虚寒饮，久郁微化热。

心情郁闷，左眼视力下降，易急躁，可辨为少阳气机郁滞。

怕热不怕冷，手足心常年发热，睡眠时常伸到被子外，多食多饮，脉稍数，辨为阳明热病，虚阳外越。

中医诊断：消渴病，不寐。

六经（病）辨证：少阴太阴阳明合病属厥阴。

核心病机：枢机不利，虚阳外越，机能沉衰。

治疗：

1. 处方：桂附地黄丸合四逆散。

生地黄20g，山茱萸12g，怀山药12g，泽泻9g，茯苓9g，牡丹皮9g，桂枝9g，黑附片9g（先煎30分钟），柴胡9g，白芍9g，枳壳9g，炙甘草9g。

10剂，日1剂，水煎分两次温服。嘱：调畅情志，节制饮食，忌辛辣油腻刺激、寒凉、含糖饮食，忌熬夜。

2. 灸法：关元穴，每日3～5壮。

治疗思路：《金匮要略·血痹虚劳病脉证并治》第14条："虚劳腰痛，少腹拘急，小便不利者，八味肾气丸主之。"《金匮要略·消渴小便不利淋病脉证并治》第3条："男子消渴，小便反多，以饮一斗，小便一斗，肾气丸主之。"可见肾气丸既可以治疗消渴病（西医学糖尿病的部分症状属于中医消渴病的范畴），又可以化水饮，活血生津，恢复机体沉衰的机能。《伤寒论》第318条："少阴病，四逆，其人或咳，或悸，或小便不利，或腹中痛，或泄利下重者，四逆散主之。"方证病机为三焦气机郁结不通。该案患者年岁已高，患糖尿病久矣，久病必郁，除了有机能的沉衰，还伴有气机郁滞、寒热错杂，所以用肾气丸为主方补益脾肾之气，合四逆散舒畅三焦气机，标本同治。配合灸关元穴是因为关元穴属任脉，为脾肾元阳虚损之要穴，治疗该案慢性病、元气虚损的患者是重要的综合疗法。我临证常用。

二诊：灸药并用后，空腹血糖降至8.9mmol/L，诸症明显减轻，左侧颈肩麻木疼痛也已减轻。患者十分高兴。病机仍在，原方不变，继服10剂。在灸关元穴3日后，患者手足心热等虚阳外越的征象就明显减轻，感觉头脑也清醒了。后随访，患者睡眠已可，诸症已基本消失。嘱继续用桂附地黄丸常规剂量巩固疗效，并坚持在家长期灸关元穴。

电话回访，患者情况一直比较稳定，临床治愈。

医案四：乳房刺痛偏头痛　经方手法治并用

郭某，女，43岁，于2017年8月16日初诊。

主诉：反复发作性右侧头痛和右侧乳房刺痛1月余。

病史：患者平时爱生气。1年前因家庭琐事生气之后，就出现了右侧头面部疼痛，开始只是隐痛，间歇发作，当心情愉悦和充分休息后，疼痛就会消失，一旦心情不好就又加重。近1月来，又因女儿学习事宜而生气，致使右侧头面痛加重，同时出现右侧乳房刺痛。口服颈复康颗粒、小柴胡颗粒等中成药物，效果不明显，感到十分难受，故来求治。

刻诊：右侧头面部疼痛，以颞部最为明显，右侧乳房偏上处刺痛，均触之加重。晨起口略苦，无口干口渴。偶有头晕。无泛酸、恶心、腹胀等。食欲可，喜饮热。二便可。睡眠质量欠佳，易惊醒。脉弦略数、尺沉。舌体胖大，边有齿痕，舌尖稍红。

颈椎和胸椎触诊：颈椎生理曲度变直，枕下及颈部肌群较硬，触痛明显，尤以右侧为甚，第2、3颈椎棘突向右偏歪明显。胸椎小关节紊乱，以胸5、胸8较为明显，其棘突旁肌肉有明显的触痛点。

六经脉证辨析：头面痛为太阳病束表。

平素爱生气，晨起口略苦，右侧头面痛，右侧乳房刺痛，舌尖稍红，脉弦略数，为少阳病，枢机不利，气机郁滞。

偶有头晕，食欲可，但喜热水，舌体胖大，边有齿痕，脉弦，尺沉，为太阴病，中焦胃虚，水饮上逆。

睡眠质量较差，易惊醒，为心神不敛而浮越、阳不入阴之证。

中医诊断： 头痛，乳癖。

六经（病）辨证： 太阳少阳太阴合病。

病机： 气滞气逆，胃虚津伤。

治疗：

1.处方：四逆散加桂枝。

柴胡20g，赤芍20g，枳壳20g，甘草（炒）20g，桂枝10g。

5剂，每日1剂，先用约50g大米煎汤，以滤出的米汤水煎药，分3次服。

嘱：保持平静愉悦的心情，忌辛辣油腻寒凉饮食，忌熬夜。

2.手法治疗：第一步，对枕下、颈部、肩胛骨内上角等处存在有硬结、痉挛的软组织进行推拿松解。第二步，待肌肉放松后再对其偏歪的颈椎第2、3节进行复位，以及对发生紊乱的第5～8胸椎小关节进行调整纠正。第三步，以放松手法对已复位和纠正过的部位进行推拿，以巩固复位的效果。手法告毕后，患者当即感到右侧头面部及乳房刺痛处不适明显减轻，颈部的肌肉变得松软，颈椎的活动度增大，胸中感觉比较舒畅。

治疗思路： 该案由气郁、气结化火而致，病机关键在于三焦气机阻滞，而四逆散正是以除结通闭、疏通三焦气机为主。患者睡眠时易惊醒为心悸，病机为饮气上逆，故加桂枝补中益气。"四逆散"方证条文中有："悸者，加桂枝五分。"按方后注之证加药，符合经方法度，疗效更好。

内服汤药配合正骨手法双管齐下，疗效非常明显。从中医骨伤科和软组织外科学的角度来讲，椎体关节的错位，会引起肌肉的痉挛，导致气血运行失常，正所谓"不通则痛"。对其紊乱错位的关节进行推拿正骨之后，气血运行通畅，则为"通则不痛"。从神经定位的角度来讲，椎体的错位往往会激惹相应的脊神经，每对脊神经会引起相应的病变，如C_2、C_3脊神经出现问题，会引起视物不清、头昏、神经痛、高血压等相关疾病。T_5～T_8

脊神经出现问题，会引起胸部疼痛、消化不良、肝病、糖尿病等。所以，纠正紊乱错位的椎体关节可以解除对相应的脊神经的激惹，达到良好的治疗效果。

二诊：患者说通过上次的手法治疗和服药后，症状基本消失，仍会在情绪波动时出现右侧面颊痛，但只是隐痛，程度较以前减轻很多。效不更方，继服上方7剂。同时，再次对其颈椎、胸椎进行检查，上次纠正过的患椎基本处于良好状态，仅仅给予放松手法治疗。

三诊：电话回访，患者病情稳定，不再服药，嘱其保持愉悦心情和良好的生活习惯，可按每周1次前来进行脊柱调整，以巩固疗效。

第九章

拓宽思路悟经方　临证活用疗效彰

编者按：本章为刘选民主治中医师所作，他将经方圆融活用于辨治皮肤病及内伤杂病，感悟较深，观点独特，思路新颖。

刘选民简介：主治中医师，驻马店市济民中医馆馆长。驻马店市中医外治专业委员会秘书长。驻马店市仲景医学学会副秘书长。世界中医药学会联合会古代经典名方临床研究专业委员会常务理事。中国针灸学会筋针分会会员。荣获华医世界·世界中医药学会联合会古代经典名方临床研究专业委员会"经方之星"，2017年度河南省中医药岗位技能竞赛一等奖等荣誉称号。临床擅长运用经方治疗皮肤病、上呼吸道感染、气管炎、胃肠炎、胆囊炎、失眠、妇科病、更年期综合征，针药并用治疗颈肩腰腿痛等。

第一节　临证活用经方的圆融和灵动

医圣张仲景在《伤寒杂病论·序》中说："勤求古训，博采众方……为《伤寒杂病论》，合十六卷，虽未能尽愈诸病，庶可以见病知源。若能寻余所集，思过半矣。"这段话谦诚而又语重心长，对我们后学学《伤寒》、悟《伤寒》、用《伤寒》有很大的激励作用。其实《伤寒杂病论》中的方子并不算多，为什么张仲景有"若能寻余所集，思过半矣"之言？关键就在于勤求苦读、博采活用、悟透《伤寒》之理、明了六经之法、掌握《伤寒》之方，在《伤寒》六经（病）辨证指导下，拓宽临证思路，灵活运用经方，可用于治疗外感内伤诸种病证，而并不局限于原方条文所列举的病证，从而扩大经方的应用范围，使经方熠熠生辉，灵动不拘。由此，经方所治病证范围也就不是"思过半矣"了，而是远过于此了。我们作为医生，也就可以用较少的治疗来应对临床复杂多变的病证。

依据条文作深层次的分析，有两个方面可以体现经方的圆融和灵动。

第一，原方剂可以根据病机治疗多种疾病。如《伤寒论》第96条："伤寒五六日，中风，往来寒热，胸胁苦满，默默不欲饮食，心烦喜呕，或胸中烦而不呕，或渴，或腹中痛，或胁下痞鞕，或心下悸，小便不利，或不渴，身有微热，或咳者，小柴胡汤主之。"此条这么多症状，虽然看似繁杂，但是只要符合小柴胡汤证之少阳枢机不利、郁火伤津、下焦饮逆或阳微结这个病机，就可以应用。

《伤寒论》第40条："伤寒表不解，心下有水气，干呕，发热而咳，或渴，或利，或噎，或小便不利、少腹满，或喘者，小青龙汤主之。"本条文中涉及的症状也比较多，但是总体符合外有伤寒不解、内有水饮为患的病机，就可以应用小青龙汤。

桂枝汤可以治疗太阳中风，也可以治疗太阴中风。书中还有小建中汤、猪苓汤、肾气丸等一个方剂治疗多种病症的条文。

所以，一个方剂不只是固定的治疗某些症状，只要符合病机，就可以治疗所有的症状。

第二，经方原方不能很好地针对病机时，可以稍微加减变动，使治疗与病机更加契合。如书中出现的桂枝汤、桂枝加葛根汤、葛根汤，桂枝加芍药汤、桂枝加大黄汤，桂苓五味甘草汤、苓甘五味姜辛汤、苓甘五味姜辛夏汤、苓甘五味姜辛夏杏汤、苓甘五味姜辛夏杏大黄汤等系列方，病证稍有变化，用方也紧跟着变化，以求与病机相合。

以上这两种情况就充分说明了经方的灵动不拘。经方灵动不拘的关键是用经方的法度来辨证，仲景已经为我们做了很好的示范。

所以，我们不能说某某病用什么方子治，某某方子治什么病，只要方子和病机两相契合，就可以治疗。几年前，我曾用温经汤治疗一位男患者的痤疮，复诊时痤疮已经明显减轻。我又开此方，他似乎懂一点中医，对我说："上次的治疗是治妇科病的，怎么能治疗痤疮？"我说："没错，上次用的方子就是经常用来治妇科病的名方，叫温经汤，你回去可以查一下，但这个方子不仅治疗妇科病，还可以灵活应用于很多病，关键在于辨证。"

医圣张仲景的经方配伍严谨、精炼，历经一千八百年来的临证检验，因疗效突出而受到了历代医家的重视，至今仍为医者所喜爱和习用。然而很多人认为经方只能治疗外感伤寒病，不能治疗其他内伤杂病，这种看法古时就有，如明代医家王纶在其著作《明医杂著》中说："外感法仲景，内伤法东垣，热病用完素，杂病用丹溪。"这种经方只能治伤寒，不能治其他的观点，有人支持也有人反对，反对者如清代柯韵伯，柯氏在其《伤寒来苏集》中说："仲景之六经，为百病立法，不专为伤寒一科。伤寒杂病，治无二理，咸归六经之节制。"清代另一位医家俞根初与柯韵柏持相同观点，其在《通俗伤寒论》中说："以六经钤百病，为确定之总诀。"

我大学毕业后曾跟诊实力派经方临床家毛进军老师学习经方，承蒙师恩教诲，得入经方之门。毛进军老师曾说："六经是可以统治百病的，关键在于苦读经典，悟透条文病机，方可精准施方、圆融用方。"毛进军老师给我们讲述经方医理与医案，条分缕析，所诊治患者的疗效，有口皆碑。此后我进入临床应用经方治疗各科疾病，也同样收到了很好的疗效。深信六经可以统治百病，而且理论清晰明了，临床疗效非凡。如果其方只能治疗外感之伤寒，那么仲景也不会在序言中说"虽未能尽愈诸病，庶可以见病知源。若能寻余所集，思过半矣"这样的话了。

第二节　麻黄桂枝解表类经方治疗皮肤病的感悟

一、汗法治疗皮肤病的思考

风寒湿热邪气中人肌表，可导致卫气不利，营血郁滞。风寒湿热毒邪蕴结，进一步引起各种皮肤病，比如湿疹、荨麻疹、神经性皮炎、过敏性皮炎、银屑病、带状疱疹等。《素问·生气通天论》说"汗出见湿，乃生痤痱""劳汗当风，寒薄为皶，郁乃痤"。《灵枢·痈疽》说："寒邪客于经络之中则血泣，血泣则不通，不通则卫气归之，不得复反，故痈肿。"营卫闭阻，可郁久生热。明代医家吴昆在《黄帝内经素问吴注》中说："热微则痒，热甚则痛。"郁热轻微则会出现皮肤瘙痒，如湿疹、皮炎等；郁热较重则会出现疼痛，如疮疡、痈疽等。《伤寒论》第23条说："太阳病，得之八九日，如疟状，发热恶寒，热多寒少，其人不呕，清便欲自可，一日二三度发，脉微缓者，为欲愈也；脉微而恶寒者，此阴阳俱虚，不可更发汗、更下、更吐也；面色反有热色者，未欲解也，以其不能得小汗出，身必痒，宜桂枝麻黄各半汤。"本条中的"身痒"也是因为人的肌表感受风寒邪气，肌表不能通透，营卫郁闭，不能得小汗出，生起微热，而出现身体瘙痒。

皮肤病症状表现在皮肤，病邪也集中于皮肤，而皮肤、肌肉、筋骨均属于表，皮肤病自然与表有关，治疗时也就需要解表。不论患者整体是寒是热，抑或是寒热错杂，治疗时都需要解表之法参与其中。

《素问·阴阳应象大论》中说："其有邪者，渍形以为汗。其在皮者，汗而发之。"《素问·五常政大论》中又说："汗之则疮已。"病邪在表之病，发汗是为正法。通过发汗之法，可以将风寒湿邪排出体外（当然也有以热为主的，不能用这种温热发散之法，当用辛寒发散之法，不在本文讨论范围之内），卫气得通，营血得返，营卫之闭得解，则郁热自然消散，而痒自除，病自消。

《伤寒论》第23条中的身体瘙痒就是因为风寒在表，营卫不畅，身体无有小汗出，郁而生热，出现身体瘙痒的症状。这时就要使用辛温发汗之法，通过汗出将邪气排出体外，营卫复常，瘙痒就可以消除。张仲景用了桂枝麻黄各半汤。桂枝麻黄各半汤服用方法最后说"将息如上法"，"上法"指的就是《伤寒论》第12条太阳中风桂枝汤证的"将息之法"，其中的重要内容就是要"遍身漐漐，微似有汗"。仲景在此再三叮咛要出汗，又要忌大汗淋漓。首先啜热稀粥以助药力，又温覆，服药后汗出病就好了，就不用再服了。如果没有出汗就接着服，还没有出汗，就缩短服药间隔时间，接着服。总之是想尽办法让汗出来，以达到祛除邪气、复常营卫的目的。

在《备急千金要方·卷第五下·痈疽瘰疬第八》中有枳实丸方："主小儿病风瘙，痒痛如疥，搔之汁出。"其方中也有麻黄、天雄、枳实、防风、浮萍、蒺藜等诸多表散之药。

现在，随着人们生活条件和饮食习惯的改变，湿疹、皮炎、银屑病等很多皮肤病成为常见的高发病。这些病自古就是比较难治的，而且前人也有"医不治癣，治癣怕丢脸""内不治喘，外不治癣"这样的说法。其实，癣只是皮肤病的一个代表罢了。从古至今为什么都认为皮肤病难治呢？我想其中的原因可能有两条，一是对皮肤病的病机认识不透彻，治疗思路不对；二是对皮肤病的病机认识透彻，治疗思路是对的，该用表散发汗之法和治疗时，也用了表散发汗之法和治疗，但是没有像医圣张仲景桂枝汤后面所注"将息"方法执行，没有温覆以使患者"遍身漐漐，微似有汗"，所以导致皮肤病缠绵难愈。

我曾经听到一位五十岁左右的患者亲口告诉我她的银屑病痊愈的方法，就是在汗蒸房里汗蒸。蒸一次，轻一次。蒸了几次，多年不愈的银屑病竟然好了。这个患者的银屑病有很长时间了，到处治疗，都没有痊愈，这一次竟然汗蒸好了。听了她的这番话，我也得到了启迪，这样的病要对证用汗法，而且要出汗，但是这种方法只适合风寒湿邪在表而真阳不虚、热邪不显、津血不亏的患者。如果是真阳虚损或者内热炽盛、津血亏虚的患者，这种方法是不适合的，用了这种方法是会加重病情的。我曾跟随刘天骥老师诊治皮肤病多年，接触的银屑病患者比较经过问诊，我也发现很多银屑病患者是在感冒后发病的，这难道不足以给人启发吗？正是感冒以后，病邪没有完全排出体外，身体以银屑病这种形式表现了出来。其实这也是一种表证，或说是感冒没有好彻底，仍是一个感冒，只不过和普通的感冒表现不同而已。既然是感冒，是表证，所以就要发汗来治疗了，只是一定要发微汗，不可大汗令如水流漓，这是现今部分医生易于忽视的一个极为重要的内容。

对于发汗治疗皮肤病，我自己也有亲身经历。3年前，我右臀部起了一片手掌大的湿疹，有时痒有时不痒，因为不严重，所以没有做任何治疗。一次我受寒感冒，作麻黄汤服用，盖着被子一小时，竟然没有出汗，我就屈膝蜷身，大约十分钟后就出汗了。然后就如仲景所说，让汗遍身漐漐而出。这次发汗治好了我感冒的同时，湿疹竟然也一并好了，从那以后再没有复发，真是无心插柳柳成荫呐！这件事也给了我同样的思考和启发。

在《伤寒杂病论》中，麻黄桂枝类解表经方很多，比如麻黄汤、桂枝汤、大小青龙汤、葛根汤、桂枝加葛根汤、桂枝麻黄各半汤、炙甘草汤、小建中汤、麻黄杏仁薏苡甘草汤、《古今录验》续命汤等。我在临床中治疗皮肤病比较常用的有桂枝麻黄各半汤、炙甘草汤、麻黄杏仁薏苡甘草汤、《古今录验》续命汤等。下面介绍我对桂枝麻黄各半汤和炙甘草汤的临床应用和感悟。

二、桂枝麻黄各半汤释义

《伤寒论》第23条说："太阳病，得之八九日，如疟状，发热恶寒，热多寒少，其人不呕，清便欲自可，一日二三度发……面色反有热色者，未欲解也，以其不能得小汗出，身必痒，宜桂枝麻黄各半汤……上七味，以水五升，先煮麻黄一二沸，去上沫，内诸药，煮取一升八合，去滓，温服六合。本云，桂枝汤三合，麻黄汤三合，并为六合，顿服。将息如上法。"

太阳病已满七天，过了太阳病容易转折的时间（发于阳七日愈，发于阴六日愈）还没有好，到了八九天的时候，出现了类似疟疾的症状，发热又恶寒，一天发作两三次，与疟疾相似。不同的是，疟疾是定时发热，寒热往来，恶寒与发热不是同时的，本条文中的发热恶寒是同时的。不呕是与少阳病相鉴别，因为少阳病有喜呕的症状，这说明病没有传入少阳。清便欲自可，大小便正常，病也没有传入阳明，因为阳明病有大便难的症状，这也是鉴别点。

这个发热恶寒是同时并见的。热多寒少说明表寒很轻，热邪较重。一天只发作两三次，也说明邪气不重了，只是有轻微的寒邪怫郁在表。面有热色，就是面红赤，这是因为阳气怫郁在肌表不能外达，郁而生热，然后就出现了皮肤病的一个最为常见的症状：瘙痒。这也是风寒在表，营卫郁阻，不能透达而生热生痒。仲景在这里明确指出，"以其不能得小汗出，身必痒"，瘙痒的原因就是"不能得小汗出"。

所以，仲景根据表寒轻微，肌郁不透，营卫不和，不时发热，郁热生痒的整体情况，使用了桂枝麻黄各半汤来治疗。就是麻黄汤和桂枝汤各取三合，并在一起服，发散风寒，透达肌表，疏通营卫，病就好了。宋代林亿等人在整理此书时将方法改动，桂枝汤、麻黄汤各取三分之一，然后合煎，取汁服用。后人嫌原本之法麻烦，多从林亿合煎之法。

这个方子就是取麻黄汤发汗解表、通达营卫和桂枝汤解肌发表、调和营卫之功，只是病邪较轻，故药量也轻，稍微发汗，将表寒祛除，使营卫调和复常，郁热随之消散，瘙痒也就不治自愈。

第三节　炙甘草汤辨治皮肤病

《伤寒论》第 177 条说："伤寒脉结代，心动悸，炙甘草汤主之。炙甘草汤方：甘草四两（炙），生姜三两（切），人参二两，生地黄一斤，桂枝三两（去皮），阿胶二两，麦门冬半升（去心），麻子仁半升，大枣三十枚（擘）。"

炙甘草汤是治疗心悸的千古名方，但不是任何心悸都可以应用，关键在于对证对病机。这个方子对治的是燥热伤及津血、津血亏虚、心失所养的心悸，其他证型的心悸是不适合的。其兼证还有肌表寒邪，营卫不通。临床中，根据炙甘草汤的方证病机，我据证用来辨治一些皮肤病，收效也很好。

炙甘草汤的方义：甘草甘平，可以益气生津，大量使用，其力更强。桂枝辛甘温，辛温发散，祛除表邪，通利血脉。生姜辛温，助桂枝解除表邪。条文中说"伤寒脉结代"，说明表证没有完全解除，还有一些还表寒，故用生姜、桂枝发散表寒。人参味甘微寒，可以益气生津。麦冬甘平，清滋生津。生地黄甘寒，可以清热生津，养血活血。麻子仁甘平，也可以生津益气。阿胶甘平，养血圣品。大枣甘平，补津液，和百药。以上除了桂枝、生姜发表祛邪之外，其他药物均养血生津，补津亏之不足，正对应津血不足、心失所养之心悸，特别是用了大量的生地黄，可以大补津血，清燥热，祛瘀闭。

皮肤病很多时候只有皮肤损害，并没有脉结代、心动悸的症状，怎么运用炙甘草汤来治疗皮肤病呢？这就在于我们用经方一定要拓宽临证思路，针对病机施方。其实，只要是表有寒邪、营卫不畅，内有燥热、津血亏虚的皮肤病都可以使用本方，把握好中医方证病机，便可以拓宽经方应用范围。

■■■■■■■ 第四节 医 案 ■■■■■■■

医案一：不孕源自卵泡小　活用温经显奇效

王某，女，31岁，2017年5月7日初诊。

主诉：婚后不孕2年。

病史：患者婚后2年不孕，看了很多医生，中西医的方法都用了，就是没有疗效，家人非常着急。正准备去郑州做试管婴儿时，听别人介绍，而将信将疑地前来就诊。来时带了很多以前的检查单，检查结果显示卵泡还没有发育正常时就排卵了，由此导致不孕。求治。

刻诊：怕冷，出汗可，手心有时出汗，口苦，时干渴，纳眠可，偶尔恶心。近日咳嗽，咳黄绿色痰，二便调。月经28～31天一行，经来小腹下坠，有血块，前两天量可，后3～7天量很少，色暗。舌尖红、后淡暗、质干，苔白。脉沉弱。某医院检查结果显示：卵泡发育小，16mm多一点即排卵。

中医诊断：不孕症（卵泡发育不良）。

六经（病）辨证：厥阴病。

六经脉证辨析：怕冷，脉沉弱，辨为少阴表寒。

咳嗽有痰，恶心，舌后部淡，脉沉弱，辨为太阴中焦虚寒，水饮上逆。

月经量少，经来小腹下坠，有血块，色暗，舌质暗，脉沉弱，辨为太阴血虚，血瘀。

口苦，口时干渴，手心出汗，黄绿色痰，排卵早，舌尖红，舌质干，辨为阳明虚热津伤。

治疗：温经汤。

吴茱萸12g，桂枝18g，川芎18g，当归18g，清半夏24g，白芍18g，牡丹皮18g，生姜18g，炙甘草18g，麦冬40g，党参18g，阿胶12g（烊化）。

7剂。水煎分2次温服。

治疗思路：患者来时一再让我给她开促卵泡发育的药。我告诉她，卵泡还没有发育正常就排卵只是身体表现的一个结果，不是真正的原因。身体本身有让卵泡发育正常时排卵的功能，只是身体内环境出了问题，所以才出现尚未发育正常就排卵的情况。只要把身体内环境中某些不利于卵泡正常发育问题解决了，卵泡自然而然地就会在发育正常时排出。

此案病机为营血不足，血瘀胞宫，水饮不化，内热津亏，温经汤正合病机。方中吴茱萸辛苦温，主温中、祛寒、化饮、活血；当归甘温，祛风养血，温经通脉；川芎辛温，主妇人血闭无子（《本经》），祛风除寒，活血化瘀；白芍酸苦微寒。清热利水、养血活血；麦冬味甘平，生津养胃通脉；党参养胃气津液；桂枝养胃气，配合芍药调和营卫；阿胶为养血圣品；牡丹皮清热破瘀；生姜、炙甘草养胃温中；半夏降逆化饮。诸药共奏补养营血、活血化瘀、温阳化饮、清热生津之功，可改善不利于卵子发育的胞宫内环境。

二诊：2017 年 5 月 14 日，患者月经将至，口干渴减轻，无恶心，手心有汗，纳眠可，二便调，舌尖红，后淡暗，苔白。虚热津亏、水饮上逆症状减轻，为增强活血功效，守上方白芍易为赤芍，继服 7 剂。

2017 年 6 月 15 日查卵泡发育正常。

此患者以温经汤为主，前后共服药 38 剂怀孕，足月产一健康女孩。

医案二：脑中风伴眼干昏　真武加味重在温

张某，女，53 岁，2014 年 5 月 17 日初诊。

主诉：眼干眼昏 10 天。

病史：患者脑梗死后遗留有右腿乏力的后遗症。近 10 天来眼干眼昏，难受不适。

刻诊：眼干眼昏，有时头晕心慌，血压高，右腿有点乏力（为脑梗死遗留症状，不麻不疼），口不苦不渴，但是喝水多（这是她的习惯），纳眠可，时恶心欲呕，不怕冷，出汗正常，大小便正常。舌淡，苔白水滑，脉左寸弦细、关尺沉弱，右寸沉弦，尺沉弱稍甚。

中医诊断：视瞻昏渺。

六经（病）辨证：阳明太阴少阴合病。

六经脉证辨析：眼干眼昏，头晕，心悸，恶心欲呕，口不渴，舌淡，苔白水滑，左寸沉弦，关尺沉弱，右部沉弱稍甚，辨为太阴虚寒水饮上逆，又涉及少阴真阳亏虚。水饮不化津液，津液亏少不能濡润眼目。

不渴，习惯性饮水多，喝了还能消受，二便正常，有阳明微热。

右腿乏力辨为少阴表证。

治疗：真武汤合苓桂术甘汤加黄芪。

炮附子 30g，茯苓 30g，生白术 20g，白芍 20g，桂枝 30g，炙甘草 20g，生黄芪 60g，生姜 30g。

4 剂，日 1 剂，大火烧开后小火熬一个半小时，取汁 400mL，早晚两次温服。

几天后，患者给我打电话咨询其他病情，顺便说她按照这个方子吃了4天，眼干、眼昏就好了，头也不晕了，右腿也比以前有力了。

治疗思路：该案从脉证辨，为津液不化夹有虚寒水饮，兼少阴表证和阳明微热，于是就以真武汤为主，合苓桂术甘汤温阳化饮生津，又加黄芪祛风益表，白芍可清其阳明微热，还能利小便。整个方子不仅温阳祛寒化水饮，还能补气活血通络，所以她的右腿乏力也能减轻。但只是兼顾一下，主方还是针对由水饮不化津液引起的眼干眼昏。

真武汤是《伤寒论》中的一首经典名方，方中附子辛温，可以温阳化气，正对虚寒水饮，温阳之中兼具通达之性，又可散在表之寒湿，行痿躄，止拘挛；茯苓甘淡之性利水而又生津液；白术苦温，化饮生津，祛风寒湿痹；芍药活血止痛，也可利小便，兼清阳明微热；生姜辛温，内可降水饮，外可逐风寒湿邪。这五味药配伍组成的真武汤可以祛虚寒，利小便，化水饮，生津液，兼散风寒湿邪而通痹，所以《伤寒论》第82条、316条中的诸多症状均可治疗，不仅可以治疗水饮上逆引起的心悸、头眩、咳嗽，还可对治虚寒腹痛、下利及风寒湿痹。症状虽繁，但病机却是相同的，病机是关键。掌握了真武汤的方证病机，就可以灵活运用治疗符合其方证病机的各种病症。

患者服药后，虚寒水饮得化，津液得生，眼干、眼昏、头晕等症状也就都痊愈了。这个病例能有这么好的效果，真是出乎我的意料，我不得不再次感叹经方的神奇！

其实这个患者之前还吃了不少所谓的滋阴的药，但是不见效果。她的眼干、眼昏是由水饮不化津液引起的，而不是阴虚引起的。真正的阴虚可以滋阴，由水饮不化津液引起的就不能再滋阴了，而要温化水饮，使津液得生，眼干、眼昏自然就好了。所以，不能见到眼干、眼昏（还有口干）就去滋阴，还要看是不是由寒引起的，所以临证时一定要仔细辨证。

医案三：全身丘疹瘙痒甚　桂枝麻黄各半愈

王某，男，15岁，2017年3月17日初诊。

主诉：全身散在扁平红色丘疹伴瘙痒一月余。

病史：1月前，患者外出受凉，返回家中后，四肢和躯干出现散在少量扁平状红色丘疹，剧烈瘙痒。家人径自让他服用抗过敏药氯雷他定片，红丘疹仍时隐时现，效果欠佳。遂来就诊。

刻诊：四肢躯干见少量扁平红色丘疹，瘙痒，有抓痕，部分近似消退，反复发作。面色微红，无汗，无恶寒发热，纳眠可，口不苦，稍干渴，无干呕恶心，大便可，小便稍黄。舌淡红，苔白，脉数有力，寸浮偏紧。

六经脉证辨析：病起于受寒之后，四肢躯干见少量扁平红色丘疹，瘙痒，脉浮紧，辨为太阳病。

风寒束表，表不通透，营卫郁滞不和。丘疹量少，发作次数少，为表邪轻微。

患者面色微红，小便稍黄，脉数有力，辨为阳明微热。

中医诊断：瘾疹（荨麻疹）。

六经（病）辨证：太阳阳明合病。

治疗：桂枝麻黄各半汤。

桂枝15g，白芍9g，炙甘草9g，麻黄9g，杏仁6g，生姜9g，大枣4枚（擘）。

5剂，日1剂。水煎取汁450mL，每服150mL，日三服。嘱患者及其父母：晚上吃药后盖厚被，出点小汗，不能出大汗。避风寒，勿食辛辣油腻生冷肉类。

第2天，电话随访，晚间出汗，病已减轻。3天后，又随访，病已痊愈。

治疗思路：患者外出受寒后，风寒袭表，导致营卫不通，肌肤失宣，郁而生热，进一步出现瘙痒。然而所受之邪较轻，表郁所生之热也较轻，未达到大青龙汤方证的指征，所以用桂枝麻黄各半汤轻微发汗，解表散邪，调和营卫，解除郁热。并且强调让他晚间盖厚被出汗，风寒之邪就随汗液一涌而散了，瘙痒之症也就随之消弭。我考虑，本例患者之所以好得快，一是病程短，病邪轻；二是辨证准确，用了汗法。

医案四：皮疹瘙痒难治愈　炙甘草汤可活用

患者，女，24 岁，2018 年 7 月 25 日初诊。

主诉：双肘散在扁平丘疹，伴阵发性瘙痒 6 年。

病史：6 年前，患者双肘出现散在扁平丘疹，瘙痒，后逐渐加重。在当地中医院诊断为神经性皮炎，给予药物内服外用（具体药物不详），疗效不佳。后到各处求治，不能痊愈。2 年前，双手背又出现同样皮损。因为影响美观，又多年不愈，患者非常苦恼。

刻诊：双肘及双手有散在扁平丘疹，粗糙、肥厚、干燥，上覆白屑，瘙痒。无汗，无恶寒发热，纳眠可，无干呕恶心，口干渴，不苦，大便干，小便黄。舌红质干，苔白，脉寸微浮，关尺偏细。

六经脉证辨析：双肘及双手散在扁平丘疹，寸脉微浮，辨为太阳病，营卫失和。

皮损粗糙干燥，上覆白屑，瘙痒，口干渴，大便干，小便黄，舌红质干，关尺偏细，辨为阳明燥热，津血不足。

皮损肥厚为营卫瘀滞不通。

中医诊断：摄领疮（神经性皮炎）。

六经（病）辨证：太阳阳明合病。

治疗：炙甘草汤。

桂枝 18g，党参 20g，炙甘草 24g，生地黄 30g，阿胶 10g（烊化），生姜 12g，大枣 20g（擘），麦冬 20g，麻仁 20g。

14 剂，日 1 剂。开水 200mL 冲泡，每服 100mL，日再服。嘱：避风寒，勿食辛辣油腻生冷肉食。

治疗思路：患者虽然没有"脉结代，心动悸"的症状，而是表现为神经性皮炎这样的皮肤损害，但是根据患者整体症状分析，其人仍是表有营卫不通，郁而生热，发为瘙痒，里有阳明之热伤及津血，所以皮损干燥脱屑。营卫不通日久，瘀阻加重，出现皮损肥厚。炙甘草汤外散表邪，内清虚热，兼祛瘀滞，正合病机。所以活用炙甘草汤发表散邪，清热生津，养血除结。

二诊：患者药后因忙于其他事务，未能及时就诊，双肘皮损基本消退，露出淡红色皮肤。双手背皮损变小变薄。口干渴减轻，二便调，其他无特殊症状。见症状减轻，有望痊愈，患者面露喜色，信心大增。守方14剂，继续服用。

三诊：肘部皮损消退，手背皮损也基本消退，偶尔瘙痒，停药观察。

后 记

在电脑上敲完本书的最后一个字，我便不自主地长舒了一口气，顿感心情轻松了。近一年来，在临证之余，紧紧张张地利用一切业余时间写作，总算又将一部经方学术书稿完成了。

本人所写皆所悟、所临证实践而得之真识，素来不尚空谈，全是实战干货，多是大家没有见过的内容，以启思维，以利于提升临证疗效，自感无愧吾心，不负同道们的期望，这也算是又一次为了医圣仲景经方医学的普及和复兴、为了济世救人做的善事吧。

写书虽辛苦一些，但我也多有所获，在写作中对《伤寒杂病论》又是一次再学习、再思考、再进步的过程，正所谓："学而时习之，不亦说乎？"（《论语·十二章》）

近些年，我的几部经方书籍出版后，全国不少经方爱好者（有中医从业者也有业外人士）看后，经常给我发来微信，有谈读后感悟的，有咨询经方问题的，有为应用书中所讲方法临证、疗效大幅度提升而抒发内心之得的，有困惑于学用经方所遇瓶颈的，有求教如何深入学用经方的，不一而足。这足以说明，想做真中医、明医的人还是大有人在的。

学用《伤寒》经方，下功夫潜心苦读是一个方面，在读书中"悟"是另一个方面，而且是关键的环节。在读书中去"悟"道，在临证中去"悟"道。在熟"读"的前提下，"悟"道更为重要。"悟"乃智慧之源，是临证功夫之基。学经方与用经方临证是两个层次，学不可僵化，要深悟其活法；用不可教条，要勤于临证总结，而学用二者必须一体，即知行合一，方可得见真知。

唐代禅宗大师青原行思曾说过一段充满智慧的话，即参禅三境界：参禅之初，看山是山，看水是水；禅有悟时，看山不是山，看水不是水；禅中彻悟，看山仍然是山，看水仍然是水。

读《伤寒杂病论》何尝不是如此？初读书而用至临证时，所识不深，所悟不透，感到书中条文直白，有方有证，何不按图索骥施用于病家？如此经方治病谈何难哉？实乃"天下无不治之病"焉，此即"看山是山，看水是水"也。

及至屡次翻书，不得要领，只知硬背，不会悟道，条文愈读愈感寓意难解，曲径通幽，病机深藏，方证难识。套用经方临证后，所遇多是表里相兼、虚实夹杂、寒热错杂、阴阳乖乱之证，"坏病"比比皆是。病情变幻莫测，荆棘遍地，顿感辨证模糊、一头雾水，原来疗效并非如其想象之妙，才知法无定法、方无定方，喟叹"天下无治病之药"，常感"看山不是山，看水不是水"也。

深入并反复读书而精思后，方体悟书中方证虽然直白，但病机隐于义中，非多思多悟而不得也。开悟时顿感至道不繁，证虽约略，而外延层次甚多；方虽简要，而配伍相合周密，整体入手，宏观调控，辨六经方证而抓核心病机临证，实可以举重若轻。一方可治多病，多方可治一病，活法圆融，游刃有余，疗效彰显，此时"看山仍是山，看水仍是水"是已臻临证之化境也。

此三境界亦如南宋诗人严羽在《沧浪诗话》中所谓之学诗三境："其初不识好恶，连篇累牍，肆笔而成；既识羞愧，始生畏缩，成之极难；及其透彻，则七纵八横，信手拈来，头头是道也。"经典须熟读深思、勤临证，以不断地渐悟、深悟、顿悟，直至达到第三境界之透彻圆融的境界，此时的山水都变成了心上的自然风景，才是我们追求之目标。

吾虽不才，但也长期潜心于伤寒经方临证，"悟"道虽有一定心得，但自知远远不足，自己所想更多的是常怀一颗敬畏之心，进一步努力全于此道，努力让经方辨治臻于至善，才无愧于先圣前贤，无愧于求治的患者。世上无难事，只要肯登攀。世间任何经典并非难学难用，关键是有没有自信心、决心、志气和毅力去潜心苦读、去在临证中深思熟悟。纵观古今圣贤，哪一位是等闲之人，哪一位是浪得虚名之辈？哪一位的成就是没有经过刻苦治学而所获？吾为医者，唯知勤求古训、博采众方、熟读深悟经典、活用经方济世救人，这是我之追求和所乐，多年之清修苦行，唯愿达于此志耳。

感恩所有给予我关心和鼓励的朋友！感恩所有读过我书的朋友！

毛进军

2021 年 11 月 30 日